Oral Health Education Practice

구강보건 교육학실습

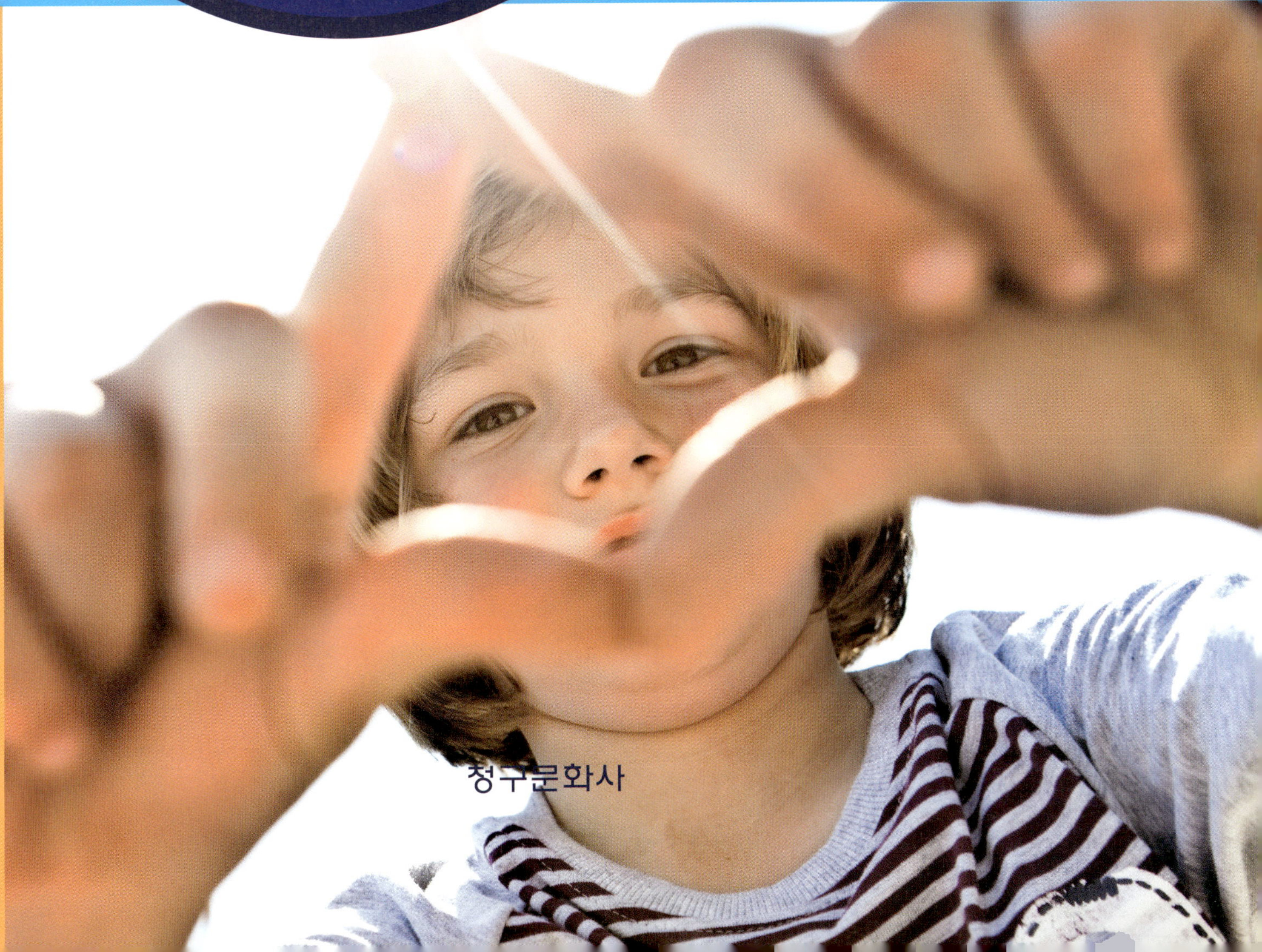

청구문화사

저 자

◆ 편집위원 ◆

권현숙(마산대학교)
이미옥(진주보건대학교)
김지화(포항대학교)
이성숙(여주대학교)

◆ 집필위원 ◆

김란영(제주관광대학교)
김민영(동부산대학교)
김영석(경북대학교)
나희자(호남대학교)
박문숙(고구려대학교)
박의정(영남외국어대학교)
박인숙(청암대학교)
오상환(건양대학교)
유지수(구미대학교)
이영수(선문대학교)
이은경(전북과학대학교)
이정화(동의대학교)
이향님(광주보건대학교)
임현주(동주대학교)
장경애(신라대학교)
장종화(한서대학교)
정미애(강원대학교)
정진아(광양보건대학교)
조미숙(춘해보건대학교)
최정미(부산과학기술대학교)

머리말

노인인구의 증가로 인하여 건강에 대한 중요성이 인식되었으며, 더불어 구강건강에 대한 다양한 욕구를 가진 사람들이 구강건강에 대한 행동의 변화가 나타났다. 이러한 관점에서 건강과 구강건강, 삶의 질은 밀접한 상관관계를 가지고 있다는 실태조사 결과가 발표되면서 구강건강관리의 중요성이 인식되기 시작하였다.

또한 국민들의 식생활 양식의 변화로 인하여 치아우식증과 치주질환의 유병률은 모든 연령에 걸쳐 다빈도 질환으로 증가되고 있으며. 이는 구강상병이 예방보다 치료에 더 치중하고 있어 나타난 결과라고 본다. 따라서 구강상병관리를 위한 예방에 관심을 두고 구강건강관리에 관한 교육과 홍보를 지속적으로 수행함으로써 구강건강이 향상될 것이다.

구강건강관리를 위한 행동변화는 계획된 교육을 통하여 얻어낼 수 있으며, 체계적인 구강보건교육을 위하여, 지금껏 나온 교재와 차별화된 교재로써 구강보건교육학 이론과 함께 NCS 기반의 현장중심 교육을 수행하는 단계적 과정으로 실습할 수 있도록 구성하였다.

본 교재는 현장중심의 실용적이고 체계화된 구강보건교육학 실습서를 개발하고자 다양한 변화를 시도하여 교육에 더 적합한 책을 완성하고자 노력하였으나 아쉬움이 남는다. 향후 주위 여러분들의 조언을 통하여 수정·보완하여 완성도 높은 교재를 개발하고자 한다.

끝으로 학습자가 유용하게 활용할 수 있는 좋은 교재가 출판되기까지 많은 도움을 주신 청구문화사 이상태 사장님과 편집과정에 수고해 주신 편집부 직원 여러분께 감사를 드립니다.

저자 일동

구
강
보
건
교
육
학
실
습

목 차

제1장

구강건강문제파악 및 교육기획

■ 구강보건교육실습개요

■ 강의계획서

■ 실습조 편성

■ 대상자 선정, 교육요구사정, 동기유발인자 파악

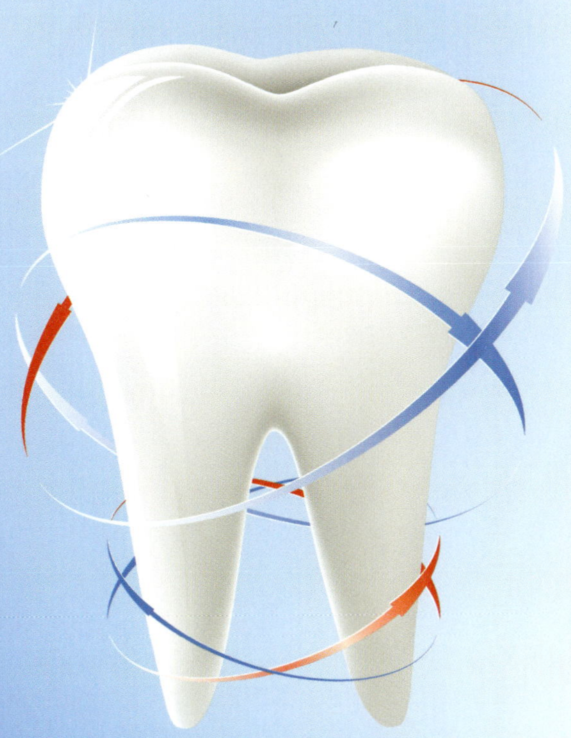

1. 구강보건교육실습개요

1) 구강보건교육실습의 의의

구강보건교육실습이란 한국교원교육학회에서 교육실습을 정의한 것과 같이 '일선 학교현장에서 교육활동에 실지로 참여하면서 대학에서 배운 교육이론을 적용하면서 실천해보는 과정이다(한국교원교육학회, 2006) 즉, 교육실습을 교육이론의 교육실천으로 보는 입장과 마찬가지로, 치위생(학)과 교육과정을 이수하는 학생들이 치과위생 실무가 이루어지는 병원과 시설 기관 등의 대상자 교육에 전공과 교직이론을 적용하면서 실천해 보는 과정이다.

구강보건교육실습은 전공교육과정과 일부 교직과정 이론에서 습득한 내용을 실무에 적용해봄으로써 치과위생사로서 구강보건교육에 대한 총괄적인 이해와 이에 필요한 기술과 능력을 함양하고 구강관리능력을 배양함으로서 치과위생사로서의 사명감을 고취하는데 그 의의가 있다.

2) 구강보건교육실습의 목적

① 치과위생사 직무에 대한 확고한 신념과 사명감을 갖는다.
② 구강보건교육자로서의 기본적인 자질과 전문적인 능력을 함양한다.
③ 교수학습 내용조직 구성 및 결과 평가의 경험을 통해 티칭기술을 함양한다.
④ 다양한 교수학습 자료의 제작과 활용방법을 경험한다.
⑤ 치과위생업무에 필요한 사무처리 요령을 습득한다.
⑥ 구강보건교육을 위한 가용자원을 활용한다.
⑦ 구강보건교육업무 전반을 경험하고 이해를 높인다.
⑧ 구강보건교육자로서 자기 평가의 기회를 가진다.

3) 구강보건교육실습과정 흐름도

구강보건교육실습 계획서 작성	구강보건교육실습 계획서 작성
⇩	
대상자 및 대상기관 선정 요구사정	개인,집단의 교육요구파악 동기유발인자 파악
⇩	
교육목적과 목표개발	목적진술원칙 목표분류학 목표개발원칙, 목표작성원칙
⇩	
교육내용 선정 및 조직	교육내용의 범위와 순서 내용선정요령 교안작성요령
⇩	
교육방법 선정	교육방법의 선택기준 교육방법의 장·단점 공중구강보건교육방법
⇩	
교육매체 선정 및 제작	매체선택 기준 매체제작과정
⇩	
리허설 수정·보완	교육기관 사전방문 점검 리허설, 참관수업
⇩	
교육실습	동기유발 교수학습의 원리 구강보건교육원칙 교육자로서의 자세 구강보건교육실시의 고려사항
⇩	
교육평가	구강보건교육평가의 적용 구강보건교육 목표영역별 평가 평가시트지 활용
⇩	

구강보건교육실습을 위한 과정

■ 구강보건교육실습을 위한 강의내용(1주차)

강의계획서 설명	교과목, 중요도, 학점 등
↓	
각 조 구성	조 구성, 조장선출, 규칙
↓	
조별 교육대상선정	조별 토의 – 매주
↓	
매주 강의와 실습	수업, 조별토의, 과제
↓	
매주 출석 및 평가	출석, 태도, 과제평가지

강 의	실 습
Introduction	1) 조구성
1) 강의계획서에 대해서	2) 조별 모임
2) 구강보건교육실습개요	3) 조장 선출
3) 실습과정 영상시청	4) 조명, 규칙 정하기
4) 준비물(파일, 앨범 등)	5) 조원 역할 정하기
5) 역할	6) 주중 모임장소
6) 토의 진행	7) 토의사항 정리

2. 강의계획서

년도 학기

- 과목명 : 구강보건교육학 및 실습
- 학점 및 시수 : 시간 학점
- 수강대상 : 치위생과 학년 반
- 강의실 :
- 교수명 :
- 일반전화 :
- 휴대전화 :
- E-mail :
- 추천전수과목 : 구강보건교육학 및 실습, 치과표현미술, 전공기초과목, 교육학관련과목
- 추천후수과목 : 지역사회구강보건학, 예방치학, 치면세마실습, 임상실습, 지역사회실무실습 등

1) 수업개요

이 과목은 개인과 가정, 지역사회집단과 시설 및 장애인등의 대상에게 효율적인 구강건강관리로 치아수명을 연장하여 보다 건강한 삶을 영위할 수 있도록 하기 위하여 구강보건교육을 계획한 후 적합한 매체를 제작하고 현장에서 수행, 분석, 평가한 후에 평가결과를 재투입하여 활용할 수 있도록 구강보건교육의 통합적인 이론과 실습을 강의한다.

이를 위해 다음 5가지 주제를 설정한다.

- 주제 1 : 구강보건문제 파악 및 교육기획
- 주제 2 : 구강보건교육 목적과 목표 및 내용선정
- 주제 3 : 구강보건교육방법 활용
- 주제 4 : 구강보건교육매체 제작 및 활용
- 주제 5 : 구강보건교육실시 및 평가

2) 수업목표

학생들은 '구강보건교육학 및 실습'을 수강한 후 다음과 같은 내용을 할 수 있어야 한다.

- **주제 1 [구강보건문제 파악 및 교육기획]과 관련하여 :** 대상별 구강건강사정은 어떻게 해야 하며, 건강사정결과에 따른 구강보건교육기획을 할 수 있다

주제 1 [구강보건문제 파악 및 교육기획]

1.1 구강건강사정의 개념을 설명할 수 있다.

1.2 구강건강사정의 종류를 설명할 수 있다.

1.3 대상자(개별, 집단)를 선정할 수 있다.

1.4 대상별 구강건강사정결과에 따라 교육요구를 찾아낼 수 있다.

1.5 대상별 동기유발 요인을 찾을 수 있다.

1.6 구강보건교육기획을 할 수 있다.

1.7 구강보건교육계획서를 작성할 수 있다.

- **주제 2 [구강보건교육 목적과 목표 및 내용선정]과 관련하여 :** 구강보건교육의 목적설정과 목표진술 및 구강보건교육내용을 선정하여 조직할 수 있다.

주제 2 [구강보건교육 목적과 목표 및 내용선정]

2.1 구강보건교육 목적설정 원칙에 따라 목적을 진술할 수 있다.

2.2 구강보건교육 목적을 달성할 수 있는 교육목표를 설정할 수 있다.

2.3 구강보건교육 목표에 관련된 최신 자료를 조사 분석할 수 있다.

2.4 구강보건교육 목표를 달성할 수 있는 교육내용을 선정할 수 있다.

2.5 구강보건교육 목표를 달성할 수 있는 교육내용을 조직할 수 있다.

주제 3 [구강보건교육방법 활용]과 관련하여 : 교육목적과 목표, 내용과 매체를 활용하여 교육할 교육방법을 비교 분석하여 선택할 수 있다.

주제 3 [구강보건교육방법 활용]

- 3.1 효과적인 교육방법선정의 중요성을 설명할 수 있다.
- 3.2 교육방법(토의, 실험, 극 활동, 강의)을 비교 분석할 수 있다.
- 3.3 교육내용에 맞는 교육방법을 선정할 수 있다.
- 3.4 선정한 교육방법을 적용할 수 있다.
- 3.5 교안을 작성할 수 있다.

주제 4 [구강보건교육매체 제작 및 활용]과 관련하여 : 교육목적과 목표 및 내용에 필요한 다양한 교수매체의 종류와 장·단점을 알고, 필요한 매체를 실제로 제작하여 활용할 수 있다.

주제 4 [구강보건교육매체 제작 및 활용]

- 4.1 교수매체 종류에 따라 장·단점을 비교할 수 있다.
- 4.2 대상자와 교육목표와 내용에 알맞은 교수매체를 선정할 수 있다.
- 4.3 각 대상에 알맞은 질 높은 P.P.T를 제작할 수 있다.
- 4.4 매체활용 시 주의점에 대해서 설명할 수 있다.
- 4.5 각 매체를 활용할 수 있다.

● **주제 5 [구강보건교육실시 및 평가]와 관련하여 :** 구강보건교육실시 유의사항에 따라 리허설 후 수정하여 재작성하고, 구강보건교육수행을 할 수 있으며 수행 후 평가를 할 수 있다.

주제 5 [구강보건교육실시 및 평가]

- 5.1 구강보건교육실시 요령에 따라 리허설을 할 수 있다.
- 5.2 구강보건교육을 위한 계획을 수정하여 재작성할 수 있다.
- 5.3 구강보건교육을 실시할 수 있다.
- 5.4 구강보건교육을 위한 평가표를 제작할 수 있다.
- 5.5 구강보건교육을 위한 평가표를 활용할 수 있다.

3) 수업의 특징

본 수업은 이론과 실습위주의 수업으로 특히 현장실무실습을 해야 하므로 조별로 활발한 참여와 논의가 이루어져야만 성공할 수 있다. 매 시간 담당교수와 조별학생들은 성공적인 교육수행을 위해 문제제기와 문제해결을 위해 토의나 코칭 형식으로 수업을 진행한다.

■ 이 수업을 위하여

① 조를 구성하여 조장을 선출하고 조이름과 규칙을 정한다.
② 실제 제작하고 토의하고 현장교육실습을 해야 하므로 무엇보다 팀웍이 잘 이루어져야 한다.
③ 다른 조의 계획서, 과제물, 토의진행방식, 내용 등을 꼭 살펴보고 참고한다.
④ 과제는 매 주별로 제시되므로 제출 일을 반드시 지켜야 한다.
⑤ 각 조는 다음 수업 전까지 주중 모임을 1회 이상하여 주제와 과제 등에 관한 토의와 합의를 거쳐야 하며, 모임 보고서를 작성해서 수업시간에 제출한다.
⑥ 집단구강보건교육실습을 할 수 있는 관련기관을 선정하여 전화방문과 사전방문을 하여 교육실습 일을 정해야한다.
⑦ 모든 과제와 회의 결과물, 자료수집, 계획서, 조별활동사진, 기타 등은 날짜별로 파일에 정리하여 매 수업시간에 지참해야 한다.

□ 본 수업은 강의, P.P.T 자료제시, 비디오시청, 조별 구성, 계획서 작성, 수업매체제작, 발표, 리허설, 현장실무실습 그리고 수업내용의 정리로 진행된다.

□ 계획서 내의 교육목적과 목표, 교육내용, 교육방법과 매체, 발표순서 등은 수업의 기본 주제에서 벗어나지 않는 범위 내에서 수시로 자유롭게 정할 수 있다.

4) 평가

(1) 평가항목

성적은 기말고사와 모든 조별 활동 결과물(개별, 조별) 출석, 수업참여도, 리포트제출에 의해 평가된다.

□ 기말고사 : 필답고사로 논술형 1~2문제(20%)
(문제는 2. 수업목표 항목에서 출제된다)
또는 최종제출물 완성 20% - 포트폴리오와 작품완성

□ 조별 결과물(포트폴리오/매체포함) : 개인별(10%), 조별(20%)
(결과물은 매주 수업내용과 과제, 회의결과, 기타 등을 정리한 파일)

□ 리포트 : 10%

□ 리허설 : 10%

□ 출석 및 수업참여도 : 활발한 토의 참여 수업태도와 조원들 간의 팀웍 등(15%)

□ 현장실무실습 : 실습대상기관 교육(15%) - 현장평가표, 실습보고 결과물

(2) 평가기준

포트폴리오(30%) – 매주 평가되는 포트폴리오

□ 제작 목표를 잘 나타내고 있는가?
□ 내용은 목적과 목표에 맞게 구성되었는가?
□ 매체는 교육내용의 특성에 맞게 제작되었는가?
□ 교육내용과 매체는 새로운 아이디어를 제시했는가?
□ 조별활동을 잘 표현하고 있는가?

출석 및 수업참여도(15%)

□ 결석이 3번 이상인 경우에 시험 칠 자격과 수업참여 자격박탈
□ 지각이 2번이면 결석 1회 처리
□ 지각과 결석을 할 경우 조원들 전체 감점 처리됨
□ 수업참여기준은 활발한 조별 토의 및 참여활동, 인사성, 예의 정도
□ 핸드폰, 음료, 커피, 거울, 머리손질, 휴지처리, 조별규칙위반 등
(만약, 위반 시에는 개인별 조별 감점처리 됨)

리포트(10%)

□ 리포트 1
- 유아교육 기관에서의 교육매체의 활용실태 종류를 파악하고, 문제점과 개선방안을 제시하시오.
- 파악한 교육매체를 구강보건교육장면에서의 활용방안을 제시하시오.
- 리포트는 작성하여 해당 주일의 '구강보건교육매체 제작 및 활용'에 제출한다.

논술형 문제(20%)

□ 문제의 핵심을 파악했는가?
□ 논리적인 전개인가?
□ 내용을 다양한 각도에서 충실히 접근했는가?
□ 새로운 아이디어를 제시했는가?
□ 근거가 충분한가?

현장실무실습(15%)

현장실습시 평가표와 보고결과물 자료에 의한 평가
□ 일정과 시간
□ 교육준비성
□ 교육에 임하는 자세
□ 교육매체 활용정도
□ 적극성 자신감

5) 수업진행일정표

큰 주제	주	강의 주제 및 내용	수업준비 및 활동
주제 1. 구강건강문제파악 및 교육기획	제1주	Ⅰ. 구강건강문제파악 및 교육기획 1. 구강건강교육실습개요 2. 구강보건교육실습을 위한 수업과정 3. 강의계획서 4. 실습조 편성	강의계획서 유인물 전학기 파일 샘플 LCD 준비/USB 준비 조편성 : 조별좌석배치 조장선출/조규칙 정하기/ 조별소개/ 마무리 정리하기 : 조별 지정 당번 정하기
	제2주	5. 대상자 선정, 교육요구사정, 동기유발인자 파악	조별 과제 준비 파일준비 나눌 것 LCD 준비 토의로 진행 - 개별, 집단대상자 확정 - 대상별 교육요구사정 - 개별교육목표 확정
주제 2. 구강보건교육목적과 목표설정 및 내용선정 조직	제3주	Ⅱ. 구강보건교육 목적과 목표설정 및 내용선정 조직 1. 구강보건교육 목적진술 2. 구강보건교육 목표설정 3. 구강보건교육 내용선정 및 조직 4. 개별구강보건교육 목표설정	강의 질문 응답 조별토의 P.P.T. 자료 유인물
	제4주	5. 개별구강보건교육 교안 6. 집단구강보건교육 편제표 작성 7. 집단구강보건교육 요구사정	강의 과제점검 질문 토의
	제5주	8. 집단구강보건교육 교육계획서 9. 집단구강보건교육 토의학습	강의 과제점검 질문 토의
	제6주	10. 집단구강보건교육 목적과 목표작성 11. 집단구강보건교육 토의결과보고서	강의 과제점검 질문 토의
	제7주	12. 집단구강보건교육 현장실습을 위한 전화상담 13. 집단구강보건교육내용 선정조직	과제점검 질문 토의
	제8주	중간고사(지필고사 및 실습평가)	강의 과제점검 질문 토의

큰 주제	주	강의 주제 및 내용	수업준비 및 활동
주제 3. 구강보건교육방법 활용	제9주	Ⅲ. 구강보건교육방법 활용 1. 교육방법 장·단점 분석 및 선택 2. 교육방법 활용	과제점검 질문 토의
주제 4. 구강보건교육매체 제작 및 활용	제10주	Ⅳ. 구강보건교육매체 제작 및 활용 1. 구강보건교육매체 장·단점 분석 및 제작 2. 교육매체계획서 작성	리허설 평가 과제점검 질문 토의
주제 5. 구강보건교육실시 및 평가	제11주	Ⅴ. 구강보건교육실시 및 평가 1. 집단구강보건교육을 위한 방문보고서 2. 집단구강보건교육 극 활동을 위한 리허설 요령	과제점검 현장실습 준비물점검
	제12주	3. 현장 실습 및 평가	과제점검 현장실습 준비물점검
	제13주	4. 현장 실습 및 평가	과제점검 현장실습 준비물점검
	제14주	개별구강보건교육 사례	실습후기 조별 발표 강의평가
	제15주	기말고사(지필고사 및 실습평가)	

3. 실습조 편성

효율적인 실습을 위해서 실습조를 편성하여 조별로 수업을 진행한다. 실습조를 편성하는 요령은 조별 구성인원은 6~8명이 적당하다.

조가 구성되면 조장과 기록자를 정하고, 조의 이름과 조 규칙을 정한다. 주중에 조별모임에서 여러 가지 토의를 하여 합의사항을 결정하게 된다. 이때 조별 토의 날짜와 시간과 장소를 결정한다. 조원들의 역할을 정한다.

■ 구강보건교육활동지

1. 조 구성 (구성인원 : 8명)	
2. 조별 모임	
3. 조장 선출	
4. 조별 명칭 정하기	
5. 조별 규칙 정하기	
6. 조원 역할 정하기	
7. 주중 모임장소 (구체적 제시할 것)	
8. 토의사항 정리	

■ 구강보건교육활동지

1. 조 구성 (구성인원 : 8명)	
2. 조별 모임	
3. 조장 선출	
4. 조별 명칭 정하기	
5. 조별 규칙 정하기	
6. 조원 역할 정하기	
7. 주중 모임장소 (구체적 제시할 것)	
8. 토의사항 정리	

■ 구강보건교육활동지

1. 조 구성 (구성인원 : 8명)	
2. 조별 모임	
3. 조장 선출	
4. 조별 명칭 정하기	
5. 조별 규칙 정하기	
6. 조원 역할 정하기	
7. 주중 모임장소 (구체적 제시할 것)	
8. 토의사항 정리	

4. 대상자 선정, 교육요구사정, 동기유발인자 파악

개별교육대상자를 선정할 때는 임상현장에서 일반적인 환자를 대상자로 선정하고, 집단별 대상기관을 선정할 때는 조별로 평소 관심 있는 분야에 대해서 충분한 토의를 거친 후 대상을 선정한다. 대상자를 선정한 후 그 대상자의 교육요구사정을 한다. 다시 말해서 동기유발인자를 파악한다.

■ 대상자 및 대상기관 선정 활동지

조 명	
이 름	
대상자	
대상자 선정배경	
대상자의 교육요구	
대상자 동기유발인자	

■ 대상자 및 대상기관 선정 활동지

조 명	
이 름	
대상자	
대상자 선정배경	
대상자의 교육요구	
대상자 동기유발인자	

■ 대상자 및 대상기관 선정 활동지

조 명	
이 름	
대상자	
대상자 선정배경	
대상자의 교육요구	
대상자 동기유발인자	

■ 대상자 및 대상기관 선정 활동지

조 명	
이 름	
대상자	
대상자 선정배경	
대상자의 교육요구	
대상자 동기유발인자	

학습자 자가 진단평가서

담당교수		교과목명	
학 번		단원명	제1장 구강건강문제파악 및 교육기획
이 름			
평가일자	년 월 일		

능력단위 요소	문항	자가진단		
		우수	보통	미흡
구강보건교육실습과정 흐름도 제시하기	구강보건교육실습계획서 작성 항목을 나열할 수 있다			
	대상자 및 대상기관 선정 요구사정을 할 수 있다			
	교육목적 과 목표개발을 구분 할 수 있다			
	교육내용 선정 및 조직을 할 수 있다			
	교육방법 선정을 열거 할 수 있다			
	교육매체 선정 및 제작방법을 열거 할 수 있다			
	리허설 수정 및 보완 작업을 수행 할 수 있다			
	교육실습 시 구성요소를 열거 할 수 있다			
	교육평가 방법을 열거 할 수 있다			
구강보건교육 흐름도 작성하기	구강보건문제 파악 및 교육기획을 작성 할 수 있다			
	구강보건교육목적 및 목표를 작성 할 수 있다			
	구강보건교육 내용을 선정하여 작성 할 수 있다			
	구강보건교육 방법을 작성 할 수 있다			
	교안을 작성 할 수 있다			
	구강보건교육매체 및 활용법을 작성 할 수 있다			
	구강보건교육실시 주의사항을 작성할 수 있다			
	구강보건교육평가표를 작성 할 수 있다			
구강보건교육실습 평가기준 작성하기	포트폴리오 평가항목을 열거 할 수 있다			
	출석 및 참여도 평가 항목을 열거 할 수 있다			
	리포트 평가 항목을 열거 할 수 있다			
	논술형 평가 항목을 열거 할 수 있다			
	현장실무 실습 평가 항목을 열거 할 수 있다			
구강보건교육활동지 작성하기	조 편성 활동지 항목을 열거 할 수 있다			
	대상자 선정 및 대상기관 선정 활동지 항목을 열거 할 수 있다			

[진단결과]

능력단위요소	문항 수	합계점수	평균점수
구강보건교육실습과정 흐름도 제시하기			
구강보건교육 흐름도 작성하기			
구강보건교육 실습 평가 기준 작성하기			
구강보건교육활동지 작성하기			

※ 우수: 3점, 보통:2점, 미흡:1점

제2장

구강보건교육 목적과 목표 및 내용선정

- 구강보건교육 목적진술
- 구강보건교육 목표설정
- 구강보건교육 내용선정 및 조직
- 구강보건교육 목표
- 구강보건교육 목표설정
- 개별구강보건교육 교안

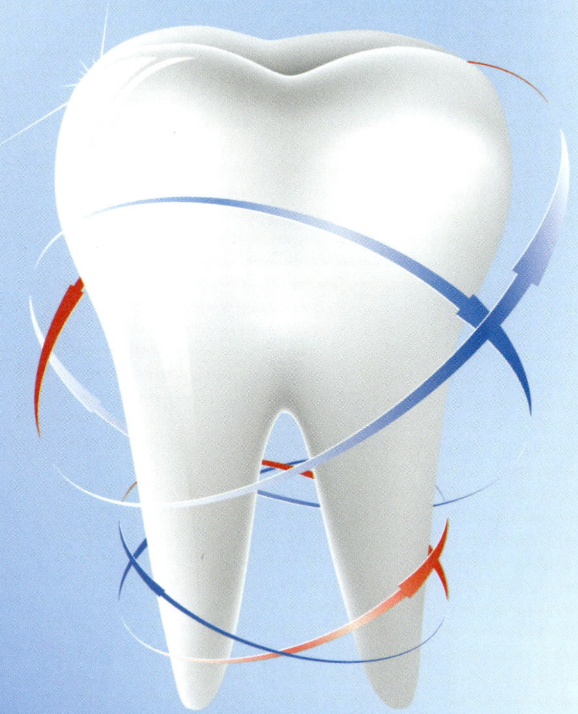

1. 구강보건교육 목적진술

목적은 교육의 이념적 방향을 감각적인 표현으로 해야 하기 때문에 추상적이며 장기적이고 넓게 포괄적인 용어로 진술되어야 한다.

목적진술의 원칙은 포괄적으로 기술되어야 하고, 통일성 있게 목표를 수용할 수 있도록 진술되어야 한다.

2. 구강보건교육 목표설정

교육목표 작성원칙은 단일성과만을 기술하고 교육내용과 기대되는 학생의 행동을 동시에 진술하고, 구체적인 행동의 하나로 진술되어야 한다.

각 목표를 개발할 때 원칙은 실용적, 이해가능, 측정가능, 행동적, 달성 가능한 목표를 개발해야 한다.

3. 구강보건교육 내용선정 및 조직(교안작성)

교육내용의 선정요령

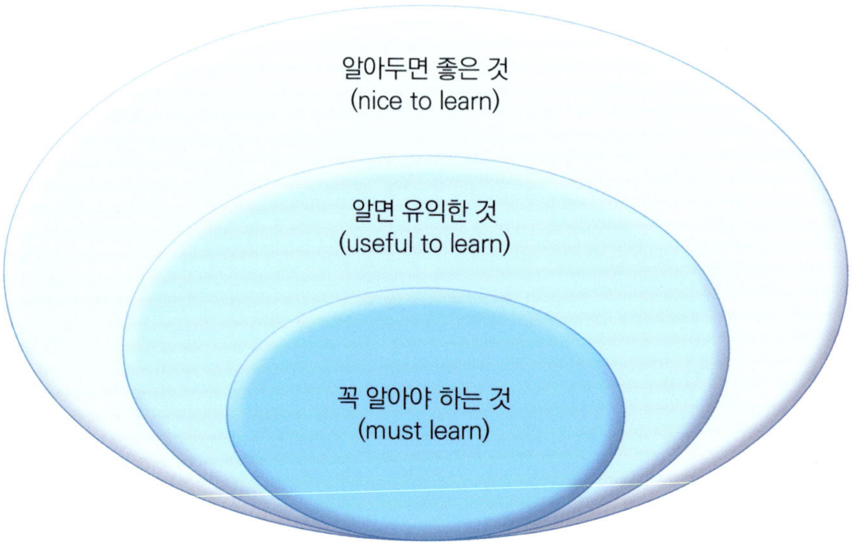

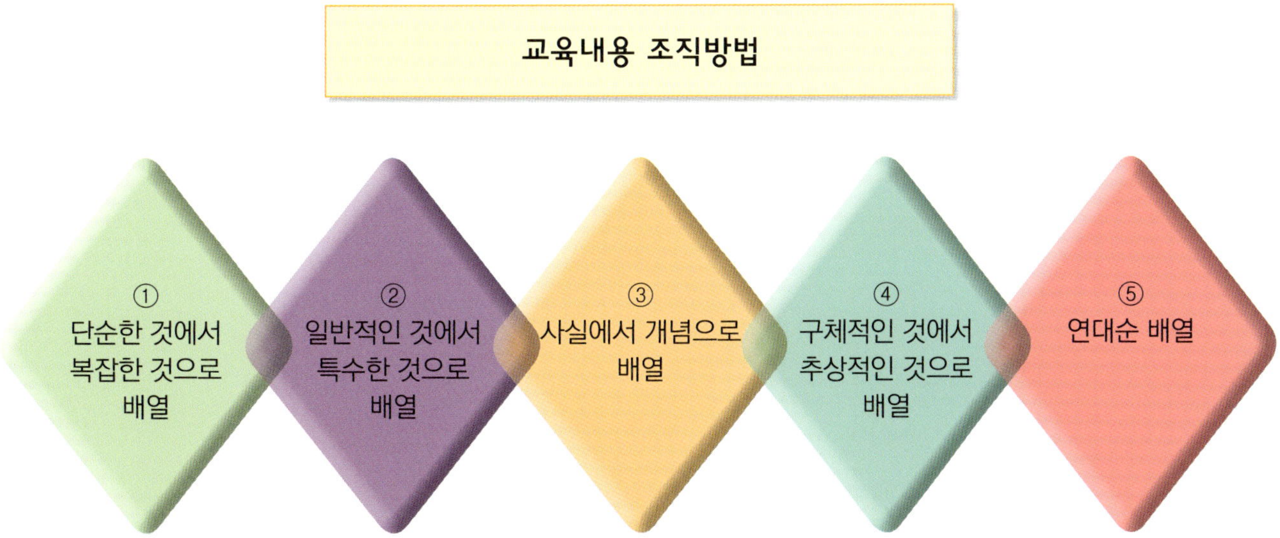
교육내용 조직방법
① 단순한 것에서 복잡한 것으로 배열
② 일반적인 것에서 특수한 것으로 배열
③ 사실에서 개념으로 배열
④ 구체적인 것에서 추상적인 것으로 배열
⑤ 연대순 배열

4. 구강보건교육 목표

1) 학년별 구강보건교육 목표설정

우리나라 학년별 구강보건교육 목표

학 년	교 육 목 표
1	1-1. 자신의 구강 내에 있는 제 기간들을 확인할 수 있다. 1-2. 구강의 기능에 대해서 알 수 있다. 1-3. 치아의 기능을 설명할 수 있다. 1-4. 자기에게 알맞은 칫솔을 고를 수 있다. 1-5. 칫솔을 바르게 잡을 수 있다. 1-6. 칫솔의 보관 방법을 알 수 있다. 1-7. 칫솔질 시기를 설명할 수 있다. 1-8. 올바른 칫솔질 방법을 설명할 수 있다. 1-9. 치아에 이로운 음식을 알 수 있다. 1-10. 치아에 해로운 음식을 알 수 있다. 1-11. 불소는 인체에 필요한 미량 영양소임을 알 수 있다. 1-12. 불소는 치아를 건강하게 만드는 물질임을 설명할 수 있다. 1-13. 치아외상을 예방하기 위한 안전수칙을 알 수 있다. 1-14. 치과진료팀의 구성원을 알 수 있다.
2	2-1. 구강상태의 정상과 비정상을 구분할 수 있다. 2-2. 유치와 영구치를 구별할 수 있다. 2-3. 6세 구치의 중요성을 인식시킨다. 2-4. 칫솔의 교환시기를 설명할 수 있다.

2	2-5. 칫솔질의 목적을 설명할 수 있다. 2-6. 치아보호식품과 우식성 식품을 정확하게 구분할 수 있다. 2-7. 불소세치제로 이를 닦을 수 있다. 2-8. 가정내 위험구역을 확인한다. 2-9. 학교내 위험구역을 파악한다. 2-10. 치아 우식증의 증상을 설명할 수 있다. 2-11. 부정교합의 문제점을 인식할 수 있다. 2-12. 치과진료팀의 업무를 설명할 수 있다.
3	3-1. 치아의 구조를 알 수 있다. 3-2. 칫솔질로 세균막을 제거할 수 있다. 3-3. 식품과 치아우식증과의 관계를 설명할 수 있다. 3-4. 점착성이 높은 식품을 고를 수 있다. 3-5. 불소의 이용방법을 알 수 있다. 3-6. 불소가 치아우식증을 예방하는 원리를 설명할 수 있다. 3-7. 불소용액 양치법을 설명할 수 있다. 3-8. 치실사용의 중요성을 인식할 수 있다. 3-9. 치실로 치간 사이를 닦을 수 있다. 3-10. 학교내에서 치아외상을 예방하기 위한 안전수칙을 실천한다. 3-11. 치아 우식증의 진행과정과 결과를 설명할 수 있다. 3-12. 치주질환의 특징적 증상을 설명할 수 있다. 3-13. 치주질환의 원인을 설명할 수 있다. 3-14. 부정교합과 정상교합을 비교할 수 있다. 3-15. 조기발견과 치료의 중요성을 설명할 수 있다.
4	4-1. 구강과 전신과의 관계를 연결시킬 수 있다. 4-2. 회전법으로 이를 닦아야하는 이유를 설명할 수 있다. 4-3. 당분과 세균의 작용을 설명할 수 있다. 4-4. 불소용액 양치를 할 수 있다. 4-5. 치실의 사용방법을 설명할 수 있다. 4-6. 치실 사용을 시범할 수 있다. 4-7. 치아외상의 응급처치 요령을 설명할 수 있다. 4-8. 치아 우식증의 예방법을 설명할 수 있다. 4-9. 치주질환의 예방법을 설명할 수 있다. 4-10. 부정교합의 원인을 설명할 수 있다. 4-11. 조기발견과 치료의 중요성을 설명 할 수 있다.

5	5-1. 회전법과 횡마법을 비교 설명할 수 있다. 5-2. 영양표시의 성분을 확인할 수 있다. 5-3. 치아에 이로운 간식 계획을 작성할 수 있다. 5-4. 수돗물 불소화에 대하여 설명할 수 있다. 5-5. 치실을 이용하여 치간을 청결히 할 수 있다. 5-6. 치아 보호장비를 나열할 수 있다. 5-7. 세균막이 어떻게 치아질환을 유발시키는지에 대해서 설명할 수 있다. 5-8. 세균막 형성과 치조골 파괴의 관계를 설명할 수 있다. 5-9. 부정교합의 예방법을 설명할 수 있다. 5-10. 치과예방 처치의 중요성을 설명할 수 있다.
6	6-1. 올바른 칫솔질 방법을 설명할 수 있다. 6-2. 식이조절을 할 수 있다. 6-3. 식품포장을 보고 정보를 파악할 수 있다. 6-4. 치과의 불소도포 효과에 대해서 설명할 수 있다. 6-5. 수돗물 불소화를 이용할 수 있다. 6-6. 구강내 모든 치간부위에 치실질로 세균막을 제거할 수 있다. 6-7. 치아외상의 응급처치요령을 알 수 있다. 6-8. 치아우식증의 각종 예방법을 병행하는 이유를 설명할 수 있다. 6-9. 치주질환을 예방하기 위하여 칫솔질과 치면세마의 중요성을 설명할 수 있다. 6-10. 정기적으로 치과를 방문할 수 있다.

미국 캘리포니아주 구강보건교육 목표

학 년	교육목표
1	1-1. 불소의 주된 점을 기술할 수 있다. 1-2. 세균막이 초래하는 결과를 안다. 1-3. 좋은 칫솔의 특징을 열거 할 수 있다. 1-4. 치실질의 중요성을 안다. 1-5. 주요음식군을 알고 이를 피라미드로 나타낼 수 있다. 1-6. 이가 빠지는 절차를 설명할 수 있다. 1-7. 담배 연기로부터 자신을 지키는 세 가지 방법을 열거할 수 있다. 1-8. 실란트의 기능을 설명할 수 있다. 치과에서 사용되는 도구들을 기술한다.
2	2-1. 불소 사용의 잇점을 기술할 수 있다. 2-2. 세균막으로 인한 구강상의 불결함을 기술할 수 있다. 2-3. 바른 칫솔질을 설명할 수 있다. 2-4. 치실을 잡는 법을 시범할 수 있다. 2-5. 어떤 음식이 왜 피라미드의 정점에 있는지 설명 할 수 있다. 2-6. 치아 구급장비의 내용과 목적을 설명할 수 있다. 2-7. 담배의 영향을 받는 신체의 세 가지 부분을 설명할 수 있다. 2-8. 치아의 기능을 분류 기술할 수 있다.
3	3-1. 불소의 두 가지 유형을 분류,설명할 수 있다. 3-2. 치아질환의 증상들은 설명할 수 있다. 3-3. 칫솔을 제대로 잡는 법과 프라그가 제거되는 것을 시범할 수 있다. 3-4. 치실을 사용하는 것을 시범할 수 있다. 3-5. 음식 피라미드를 재검토하고 치아건강에 미치는 피라미드의 중요성을 설명할 수 있다. 3-6. 치아 위급 상황에 어떻게 대처하는지를 기술할 수 있다. 3-7. 무연담배가 일반담배와 기타 담배제품을 대신할 만큼 안전하지 않음을 설명할 수 있다.
4	4-1. 불소의 근원을 기술할 수 있다. 4-2. 세균막으로 인한 치아질환의 증상들을 설명할 수 있다. 4-3. 치주질환의 증상과 원인데 대해 설명할 수 있다. 4-4. 치실을 사용하는 것을 시범할 수 있다. 4-5. 어떤 음식이 왜 피라미드의 정점에 있는지 설명할 수 있다. 4-6. 이가 빠지는 절차를 설명할 수 있다. 4-7. 흡연에 대해 "안돼"하고 말할 수 있는 세 가지 방법을 열거한다. 4-8. 현대 치과학의 혜택을 기술할 수 있다.

5	5-1. 불소의 군원을 기술할 수 있다. 5-2. 치아질환의 증상들은 설명할 수 있다. 5-3. 치아를 소홀히 해서 충치가 생겨나게 된 결과를 설명한다. 5-4. 치실을 사용하는 것을 시범할 수 있다. 5-5. 주요 음식군을 알고 이를 피라미드로 나타낼 수 있다. 5-6. 치아 위급 상황에 어떻게 대처하는지를 기술할 수 있다. 5-7. 흡연에 대해 “안돼”라고 말할 수 있는 세 가지 방법을 열거할 수 있다. 5-8. 현재 치과학의 혜택을 기술할 수 있다.
6	6-1. 불소의 주된 점을 기술할 수 있다. 6-2. 치실질을 해서 세균막을 제거한다. 6-3. 좋은 칫솔의 특징을 열거할 수 있다. 6-4. 치실사용을 시범 할 수 있다. 6-5. 주요음식군을 알고 이를 피라미드로 나타낼 수 있다. 6-6. 이가 빠지는 절차를 설명할 수 있다. 6-7. 담배 연기로부터 자신을 지키는 세 가지 방법을 열거할 수 있다. 6-8. 실런트의 기능을 설명할 수 있다. 6-9. 치과에서 사용되는 도구들을 기술한다.

미국 워싱턴주 구강보건교육 목표

학 년	교육목표
1	1-1. 치아의 역할에 대해서 알 수 있다. 1-2. 우식 진행과정을 설명할 수 있다. 1-3. 우식을 예방하는 방법으로서 불소치약으로 이를 닦아야 한다는 것을 확인한다.
2	2-1. 6세 구치의 위치를 파악한다. 2-2. 치아홈메우기의 우식 예방을 설명할 수 있다.
3	3-1. 각 치아의 기능을 파악한다. 3-2. 불소가 치아우식을 예방함을 알 수 있다. 3-3. 불소치약의 중요성을 설명할 수 있다.
4	4-1. 5대 기 영양소 섭취를 이해한다. 4-2. 당분의 섭취가 왜 구강보건에 좋지 않은지를 설명할 수 있다. 4-3. 피라미드 식단 안내서가 섭취하는 당의 양을 제한하는 이유를 이해할 수 있다.
5	5-1. 씹는 담배에 대해 정의를 내릴 수 있다. 5-2. 씹는 담배의 위험성을 알 수 있다.
6	6-1. 주요 구강 보건에 관한 개념을 이해한다. 6-2. 효과적인 교육기술을 실행할 수 있다.

미국 캔터키주 구강보건교육 목표

학 년	교육목표
1	1-1. 구강의 구조와 기능을 설명할 수 있다. 1-2. 영구치와 유치의 기능을 알 수 있다. 1-3. 치아에 대한 세균막의 영향을 설명할 수 있다. 1-4. 영양과 식습관이 치아우식에 영향을 미친다는 것을 알 수 있다. 1-5. 치주질환 예방에 칫솔질의 영향을 알 수 있다. 1-6. 치아에 이로운 음식을 알 수 있다. 1-7. 담배가 미치는 영향을 알 수 있다. 1-8. 치아외상의 원인을 알 수 있다. 1-9. 치과 진료팀을 알 수 있다.
2	2-1. 구강의 기능을 설명할 수 있다. 2-2. 영구치와 유치의 발육상태를 알 수 있다. 2-3. 치아우식증을 예방하는 세균막제거법을 알 수 있다. 2-4. 설탕이 포함된 음식이 치아우식에 영향을 미친다는 것을 알 수 있다. 2-5. 치주질환 예방의 치실 영향을 알 수 있다. 2-6. 치아와 인체의 좋은 음식을 알 수 있다. 2-7. 금연 프로그램이 구강병을 예방함을 알 수 있다. 2-8. 부정교합을 설명할 수 있다. 2-9. 치아외상의 예방법을 알 수 있다. 2-10. 치과의 역사를 알 수 있다. 2-11. 치과 전문인의 중요성을 알 수 있다.
3	3-1. 구강의 중요와 부위와 기능을 설명할 수 있다. 3-2. 치아의 구조와 기증을 설명할 수 있다. 3-3. 치아우식증예방법을 설명할 수 있다. 3-4. 불소과 우식을 예방하는 기전을 알 수 있다. 3-5. 치주질환예방에 칫솔질과 치실의 영향을 설명할 수 있다. 3-6. 치아에 좋은 음식들을 알 수 있다. 3-7. 담배연기의 유해성을 알 수 있다. 3-8. 부정교합을 설명할 수 있다. 3-9. 치아외상의 예방법을 알 수 있다. 3-10. 치과의 변천사를 알 수 있다. 3-11. 구강 보건팀의 중요성을 인식할 수 있다.

4	4-1. 구강내 모든 구조를 알 수 있다. 4-2. 유치와 영구치를 구별할 수 있다. 4-3. 세균막과 치아우식증과의 관계를 설명할 수 있다. 4-4. 우식예방에 치아홈메우기의 영향을 알 수 있다. 4-5. 치주질환의 예방법을 설명할 수 있다. 4-6. 치아의 이로운 음식을 알 수 있다. 4-7. 씹는 담배의 위험성을 알수 있다. 4-8. 부정교합을 설명하고 비교할 수 있다. 4-9. 치아외상의 예방법을 알 수 있다. 4-10. 치과의 변천사를 알 수 있다. 4-11. 구강보건팀의 중요성을 알 수 있다.
5	5-1. 구강을 일반적으로 이해할 수 있다. 5-2. 치아의 구조와 기능을 설명할 수 있다. 5-3. 산 형성과 치아우식증과의 관계를 설명할 수 있다. 5-4. 치아우식증의 예방법을 알 수 있다. 5-5. 치주질환의 예방에 치실과 칫솔질의 영향을 알 수 있다. 5-6. 치아의 이로운 음식을 알 수 있다. 5-7. 담배의 위험성을 알 수 있다. 5-8. 치아외상의 예방법을 설명할 수 있다. 5-9. 치과의 변천사를 알 수 있다. 5-10. 구강보건팀의 예방사업을 알 수 있다.
6	6-1. 구강에 대한 모든 것들을 설명할 수 있다. 6-2. 치아의 기능과 발육을 설명할 수 있다. 6-3. 치아우식증을 예방하는 처치에 대해서 설명할 수 있다. 6-4. 우식증예방에 불소와 치아홈메우기를 확인할 수 있다. 6-5. 치주질환 예방에 칫솔질과 치실의 영향을 알 수 있다. 6-6. 식사일지를 기록한다. 6-7. 치아외상의 예방법을 알 수 있다. 6-8. 치과역사의 오늘과 미래를 안다. 6-9. 구강보건팀의 중요성을 알 수 있다.

미국 노스캘롤라이나주 구강보건교육 목표

학 년	교육목표
1	1-1. 영구치를 파악할 수 있다. 1-2. 세균막을 보고 느낄 것이다. 1-3. 치아를 골고루 닦을 수 있다. 1-4. 치간을 치실질로 닦을 두 있다. 1-5. 세균막의 해로움을 가족에게 설명할 수 있다. 1-6. 불소가 왜 우식을 예방하는지 알 수 있다. 1-7. 치과진료팀을 알 수 있다. 1-8. 치아홈메우기의 예방을 알 수 있다. 1-9. 세균막이 어떻게 우식을 일으키는지 설명한다. 1-10. 달지 않은 식품을 파악한다. 1-11. 당(설탕)이 해롭다는 것을 부모에게 설명한다. 1-12. 치아외상을 보호하기 위한 안전규칙을 알 수 있다.
2	2-1. 구강상태를 관찰한다. 2-2. 칫솔로 세균막을 제거할 수 있다. 2-3. 학급을 칫솔질 잘 하도록 유도한다. 2-4. 전치부를 치실질 할 수 있다. 2-5. ADA인증 치약을 선택할 수 있다. 2-6. 불소용액양치법을 설명할 수 있다. 2-7. 불소이용방법을 파악할 수 있다. 2-8. 불소에 대한 지식을 부모에게 설명할 수 있다. 2-9. 치과진료팀의 업무를 설명할 수 있다. 2-10. 치과용 기구 및 장비를 파악한다. 2-11. 치과위생사의 역할을 설명할 수 있다. 2-12. 치아홈메우기의 우식예방효과를 설명할 수 있다. 2-13. 치아에 이로운 간식을 선택할 수 있다. 2-14. 무설탕 간식품에 대해서 설명할 수 있다. 2-15. 치아에 좋은 간식계획을 작성 할 수 있다. 2-16. 치아외상에 대한 안전수칙을 알 수 있다. 2-17. 치아안전규칙을 학교내에서 실천할 수 있다.

3	3-1. 구강상태의 정상 비정상을 구분할 수 있다. 3-2. 무연담배의 단점을 설명할 수 있다. 3-3. 세균막이 구강에 미치는 영향을 설명할 수 있다. 3-4. 칫솔질로 세균막을 제거할 수 있다. 3-5. 불소이용을 설명할 수 있다. 3-6. 치과 방문의 필요성을 설명할 수 있다. 3-7. 치아 홈메우기를 설명할 수 있다. 3-8. 식이조절을 할 수 있다. 3-9. 구강외상의 원인을 알 수 있다.
4	4-1. 구강상태에 대해서 설명할 수 있다. 4-2. 씹는 담배의 위험성을 알 수 있다. 4-3. 세균막과 구강병과의 관계를 설명할 수 있다. 4-4. 칫솔질과 치실사용으로 세균막을 제거할 수 있다. 4-5. 가족에게 세균막제거법을 설명할 수 있다. 4-6. 불소가 구강보건을 증진시키는 이유를 설명할 수 있다. 4-7. 불소용액양치를 할 수 있다. 4-8. 수돗물 불소화를 설명할 수 있다. 4-9. 치과에 대해서 알 수 있다. 4-10. 인스턴트식품을 확인할 수 있다. 4-11. 포장식품의 정보를 파악할 수 있다. 4-12. 구강외상을 예방법을 설명할 수 있다. 4-13. 구강외상에 대한 응급처치를 설명할 수 있다.
5	5-1. 치아외 주위조직의 구조를 알 수 있다. 5-2. 잇몸 염증의 증상을 알고 검사할 수 있다. 5-3. 구강암에 대한 정보 자료를 탐색할 수 있다. 5-4. 세균막에 대해서 알 수 있다. 5-5. 치주질환의 진행과정을 알 수 있다. 5-6. 신뢰할 만한 보건정보자료를 찾을 수 있다. 5-7. 불소사용법을 알 수 있다. 5-8. 전신적인 불소화를 이용할 수 있다. 5-9. 불소의 공급원을 알 수 있다. 5-10. 불소용액양치를 할 수 있다. 5-11. 예방과 치료에 차이를 분류한다. 5-12. 치과의사를 방문할 수 있다. 5-13. 치과적 활동을 평가할 수 있다. 5-14. 당이 첨가된 식품을 알 수 있다. 5-15. 식품포장의 라벨을 읽을 수 있다. 5-16. 구강외상의 치료 계획을 세울 수 있다. 5-17. 구궁외상의 예방법을 설명할 수 있다. 5-18. 치아외상에 대한 처리 과정을 찾을 수 있다.

6	6-1. 구강과 전신과의 관계를 알 수 있다. 6-2. 세균막 제거와 치주질환에 대한 정보를 찾을 수 있다. 6-3. 치과의료소비자를 정의할 수 있다. 6-4. 물과 불소의 관계를 알 수 있다. 6-5. 수돗물불소화에 대해서 알 수 있다. 6-6. 불소용액양치를 실행한다. 6-7. 치과진료팀의 역할을 설명할 수 있다. 6-8. 치의학과 기술과학에 대해서 탐색할 수 있다. 6-9. 다른 나라의 구강보건에 대해서 탐색할 수 있다. 6-10. 소화작용과 치아의 역할에 대해서 알 수 있다. 6-11. 국가와 개인의 식습관에 대해서 연구한다. 6-12. 식품선택의 영향을 주는 요인들을 알 수 있다. 6-13. 치아외상 예방에 사용되는 보호장비를 알 수 있다. 6-14. 치아외상예방법을 설명할 수 있다.

출처: 이형숙(2000),학교구강보건교육 목표 및 내용의 모형개발, 경남대학교 대학원 박사학위논문

2) 우리나라 각 기관 수준별 교육목표 분석 자료

(1) 국가 수준 학년별 교육목표진술 분석

① 1학년 목표진술

- 자기에게 알맞은 칫솔을 고를 수 있다.
- 칫솔을 올바르게 잡을 수 있다.
- 칫솔 교환시기를 설명할 수 있다.
- 칫솔질한 후 칫솔을 잘 보관하는 방법을 설명할 수 있다.
- 칫솔질을 해야하는 시기를 설명할 수 있다.
- 회전법으로 이를 닦을 수 있다.
- 칫솔에 적당한 세치제를 묻힐 수 있다.
- 치아에 좋은 세치제를 고를 수 있다.
- 6세 영구치를 구별할 수 있다.

② 2학년 목표진술

- 치아가 하는 일을 나열할 수 있다.
- 치아에 해로운 음식을 나열할 수 있다.
- 치아에 이로운 음식을 나열할 수 있다.

③ 3학년 목표진술

- 3대 구강질환을 나열할 수 있다.
- 3대 구강질환을 구별할 수 있다.

- 회전법으로 치아를 닦을 수 있다.
- 회전법으로 칫솔질을 해야하는 이유를 설명할 수 있다.
- 올바른 칫솔질방법을 설명할 수 있다.
- 우식성 식품과 청정 식품을 구별해서 설명할 수 있다.

④ 4학년 목표진술

- 학생은 치아의 구조를 이해할 수 있다.
- 불소용액 양치를 설명할 수 있다.
- 주기적으로 구강건강 진단을 받아야하는 이유를 설명할 수 있다.
- 치아우식증의 진행과정과 결과를 설명할 수 있다.
- 치아우식증의 진행과정과 결과를 설명할 수 있다.
- 치아우식증의 예방법을 나열할 수 있다.
- 치아우식증의 예방법을 설명할 수 있다.

⑤ 5학년 목표진술

- 치아우식증의 각종 예방법을 병행하는 이유를 설명할 수 있다.
- 영구치의 맹출시기를 설명할 수 있다.
- 부정교합이 생기는 원인을 설명할 수 있다.
- 부정교합을 예방해야하는 이유를 설명할 수 있다.
- 부정교합의 예방법을 나열할 수 있다.
- 나열한 부정교합 예방법을 설명할 수 있다.

⑥ 6학년 목표진술

- 치주병의 원인을 설명할 수 있다.
- 치주병의 진행과정을 설명할 수 있다.
- 치주병의 예방법을 나열할 수 있다.
- 나열한 치주병 예방법을 설명할 수 있다.
- 치아가 부러지는 원인을 설명할 수 있다.
- 치아가 부러졌을때는 즉시 치과의원에 가서 치료를 받아야 하는 이유를 설명할 수 있다.
- 영구치과 빠졌을 때 응급처치 요령을 알고 있다.

(2) 지역 수준 구강 보건 교육목표진술 분석

① 1학년 목표진술

- 치아의 구조와 하는 일을 알 수 있다.
- 치아의 더러움을 알 수 있다.
- 유치의 중요성을 알 수 있다.
- 알맞은 칫솔을 고를 수 있다.
- 칫솔질 시기 및 보관방법을 알 수 있다.
- 회전법의 장점을 알 수 있다.

- 치아에 좋은 치약을 고를 수 있다.
- 치아우식증 예방을 불소의 기전을 알 수 있다.

② 2학년 목표진술

- 치아가 하는 일을 나열할 수 있다.
- 영구치가 나는 순서를 알 수 있다.
- 치아의 이로운 음식을 알 수 있다.
- 치아의 해로운 음식을 알 수 있다.
- 세균막의 원인과 예방을 알 수 있다.
- 치아우식증 예방법을 알 수 있다.
- 올바른 칫솔질 방법을 알 수 있다.

③ 3학년 목표진술

- 3대 구강병을 알 수 있다.
- 치아우식증의 원인과 예방법을 알 수 있다.
- 부정교합의 원인과 예방을 알 수 있다.
- 정기적인 구강검진의 필요성을 알 수 있다.
- 세균막제거 방법을 알 수 있다.

④ 4학년 목표진술

- 치아우식증의 원이과 진행과정을 설명할 수 있다.
- 우식증의 원인과 예방법을 설명할 수 있다.
- 구강병의 예방과 조기치료의 중요성을 설명할 수 있다.
- 불소가 치아우식을 예방하는 기전을 설명할 수 있다.
- 정기검진의 필요성을 설명할 수 있다.

⑤ 5학년 목표진술

- 부정교합의 생기는 악습관을 알 수 있다.
- 치아우식증의 예방의 4가지를 알 수 있다.
- 불소를 이용하여 치아우식증을 예방할 수 있다.
- 식후 3분이내에 이를 닦아야 하는 이유를 설명할 수 있다.
- 치아의 역할을 알 수 있다.

⑥ 6학년 목표진술

- 잇몸병의 원인을 설명할 수 있다.
- 치주질환의 원인과 예방을 알 수 있다.
- 치주조직 구성에 대해서 알 수 있다.
- 구취의 원인에 대해서 알 수 있다.
- 흡연이 구강건강에 미치는 영향을 알 수 있다.

- 치아가 부러지는 원인과 치료에 대해서 설명할 수 있다.

(3) 학교 수준 구강보건 교육목표진술 분석

① 1학년 목표진술

- 칫솔질을 해야 하는 시기 및 올바른 칫솔질법을 설명할 수 있다.
- 자기에게 알맞은 칫솔을 고를 수 있다.
- 칫솔을 올바르게 잡을 수 있다.
- 자기에게 좋은 세치제를 고를 수 있다.

② 2학년 목표진술

- 치아가 하는 일을 나열할 수 있다.
- 차아에 이로운 음식과 해로운 음식을 구별할 수 있다.

③ 3학년 목표진술

- 3대 구강병을 구별할 수 있다.
- 3대 구강병을 나열할 수 있다.

④ 4학년 목표진술

- 학생은 치아의 구조를 도해할 수 있다.
- 치아우식증의 진행과정과 결과를 설명할 수 있다.
- 치아우식증이 생기는 원인을 설명할 수 있다.
- 치아우식증의 예방법을 설명할 수 있다.

⑤ 5학년 목표진술

- 영구치의 맹출시기를 이해할 수 있다.
- 부정교합이 생기는 원인을 설명할 수 있다.
- 치아우식증의 각종예방법을 병행하는 이유를 설명할 수 있다.

⑥ 6학년 목표진술

- 치주병의 원인을 설명할 수 있다.
- 치주병의 진행과정을 설명할 수 있다.
- 치주병의 예방법을 나열할 수 있다.

5. 구강보건교육 목표설정(개별)

6. 구강보건교육 목표설정

7. 개별구강보건교육

■ 개별구강보건교육 교안 (1)

치석제거술이 필요한 환자	교육시간	5분
1. 치석제거술의 필요성을 열거할 수 있다.		
2. 치석제거술의 적응증에 대해서 평가할 수 있다.		
3. 치석제거술 이후 구강관리에 대해서 실천할 수 있다.		

학습요소	교수 – 학습내용	시 간	자료 및 유의점
주의집중 동기부여 학습문제 제시	■ 인사 및 자기소개 ■ 치태가 오랫동안 제거되지 않으면 딱딱하게 되어 치석이 되는데 치석으로 인해 염증이 생기고 잇몸뼈가 녹아 내려서 치아상실로 이어질 수 있기 때문에 치석제거술이 필요하다. ■ 치석제거술의 필요성 ■ 치석제거술의 적응증 ■ 치석제거술 이후 구강관리	1분	치석 부착 사진
학습활동	■ 치석제거술의 필요성 - 양치질이 되지 않을 경우 치아와 잇몸 사이에 치태가 생기고 치태가 오랫동안 제거되지 않으면 딱딱하게 되어 치석이 된다. - 치석은 잇몸병의 주원인으로 염증을 만들어 잇몸뼈가 녹아내려가서 씹을 때 아프거나 잇몸이 붓고 이가 흔들려 치아상실의 원인이 된다. - 따라서 잇몸병을 예방하고 치료하기 위해 치태와 치석을 제거해주는 치석제거술이 필요하다. ■ 치석제거술의 적응증 - 치석이나 착색이 있는 경우 - 잇몸질환이나 그로 인해 피가 나는 경우 ■ 치석제거 후 구강관리 - 치석의 원인인 치태를 없애기 위해 정확한 방법으로 칫솔질을 시행한다. - 치석제거술 후 6개월 후나 1년 내에 치과에 방문하여 진찰을 받고 치석제거술을 받는 것이 좋다.	3분	치아와 치석이 부착된 사진 치석으로 인해 잇몸병이 발생한 구강사진 치석제거 후의 사진
학습내용 정리	■ 치석제거술의 필요성 - 치태가 석회화되어 치석이 되면 잇몸병의 원인이 되어 치아가 상실될 수 있으므로 잇몸병이 있거나 치석이 있을 시 치석제거술이 필요하다. ■ 치석제거 후 구강관리 - 정확한 방법으로 칫솔질을 하고 치간칫솔이나 치실사용으로 치태가 남아있지 않게 하며 6개월에 1번씩 치석제거술을 받는다.	1분	Dentiform 칫솔

■ 개별구강보건교육 교안 (2)

<table>
<tr><td>교 육
주 제</td><td colspan="2">치면세마의 필요성과 치료 후 관리법</td><td>교육방법</td><td colspan="3">상담, 시범학습</td></tr>
<tr><td>교 육
대 상</td><td colspan="2">치면세마를 원하는 사람</td><td>교육시간</td><td>5분</td><td>차 시</td><td>1차시</td></tr>
<tr><td>학 습
목 표</td><td colspan="6">1. 환자는 치면세마의 필요성을 설명할 수 있다.
2. 환자는 스케일링 후 회전법으로 잇솔질을 할 수 있다.
3. 환자는 스케일링 후 증상을 진술한다.
4. 환자는 치석이 생기는 원인을 파악한다.</td></tr>
<tr><td>학 습
단 계</td><td>학습요소</td><td colspan="3">교수 - 학습내용</td><td>시 간</td><td>자료 및
유의점</td></tr>
<tr><td>도 입</td><td>주의집중
동기부여

학습문제제시</td><td colspan="3">인사를 한다.
치석이 쌓이기 전 치은의 사진과 스케일링 후 건강한 치은의 사진을 보여주어 필요성을 알려준다.
■ 치면세마의 필요성
■ 회전법 잇솔질법
■ 스케일링 후 증상
■ 치석이 생기는 원인</td><td></td><td></td></tr>
<tr><td>전 개</td><td>학습활동</td><td colspan="3">■ 치면세마의 필요성
- 구강환경을 청결히 유지하고 개선한다.
- 치주병을 유발시키는 국소요인을 제거한다.
- 구강 내 구치를 제거한다.
- 구강 내 심미성을 증진시킨다.
- 구강위생관리에 동기를 부여한다.
■ 회전법
- 강모단면이 치근단을 향하고 강모가 치아 장축에 평행하게 잇솔을 치아에 대고 자루를 축으로 교합면을 향하게 잇솔을 회전시키는 회전행정으로 치아의 순면과 설면을 세정하는 잇솔질 방법
■ 스케일링 후 증상
- 치아를 덮고 있었던 치석이 제거됨으로써 치아 주위가 깨끗하게 되고 이때 이 뿌리 부분이 들어나서 냉온자극에 민감해지는 경우가 있는데 치아가 약해진 것은 아니며 시린 증상은 보통 오래가지는 않는다.
■ 치석이 생기는 원인
- 음식물 찌꺼기나 플러그, 침 등의 무기물질 등이 결합해서 돌처럼 치아표면에 붙어있는 것</td><td>3분</td><td>사 진</td></tr>
<tr><td>정 리</td><td>학습내용정리
차시예고</td><td colspan="3">·치면세마는 청결한 구강관리로 질병유발을 줄인다.
·회전법으로 치아에 무리 없이 청결히 유지할 수 있다.
·스케일링 후 여러 증상들은 일시적인 것이다.
·치석은 음식물잔사 등의 이물질로 인해 생기는 것이다.</td><td></td><td></td></tr>
</table>

■ 개별구강보건교육 교안 (3)

안녕하십니까? 스케일링을 맡은 ○○○입니다.

고객님은 스케일링에 대해 얼마나 알고 계십니까? 제가 스케일링에 대해 간단히 설명을 드리고자 합니다.

구강에는 수많은 세균이 있는데 이 세균들이 침이나 음식물 찌꺼기와 결합한 것을 플라그라고 합니다. 이 플라그가 제거되지 않은 상태로 돌처럼 굳게 되면 치석이 됩니다. 이러한 치석을 제거하는 술식이 바로 스케일링입니다.

스케일링을 하지 않고 플라그와 치석을 방치해두면 충치와 잇몸병의 원인이 되어 심화되면 풍치가 오게 되어 치아를 발거하게 되는 지경에 이르고 맙니다.

그리고 착색이 생겼을 경우 잇솔질 만으로는 제거가 되지 않기 때문에 스케일링은 주기적으로 시행해주는 것이 좋습니다.

스케일링 후 환자들이 느끼는 일시적인 증상으로 하루 이틀 정도 이가 시릴 수도 있고 잇몸에서 피가 나기도 합니다. 그리고 치아가 흔들리는 기분이 들기도 하는데 이러한 일시적인 증상으로 인해 환자들은 불안함과 불편함을 느끼게 됩니다.

하지만 이는 말 그대로 일시적인 증상에 불과하므로 그다지 크게 걱정을 할 필요는 없을 것입니다.

첫째로 일주일 정도 너무 찬 것이나 뜨거운 음식을 먹어서는 안됩니다. 보통 때보다 스케일링 후 찬 것이나 뜨거운 것에 더 민감하게 반응하게 되기 때문입니다.

둘째로 칫솔질을 철저히 해야 합니다. 스케일링 후 일시적인 증상으로 출혈이 된다고 하여 칫솔질을 소홀히 할 수 있으나 이는 잘못된 행동입니다.

이때 발생하는 출혈은 치은에 해로운 염증으로 인한 출혈이므로 철저한 칫솔질로 치은을 마사지하고 구강 내 청결을 유지해야 하고 불소 함유 치약을 함께 사용하면 더욱 좋습니다.

그리고 스케일링 후 환자의 칫솔법으로 이 방법을 권유하고 있는데요. 전문용어로 회전법이라고 합니다. 칫솔모가 잇몸 쪽으로 향하게 위치시켜서 씹는 면 쪽으로 칫솔을 돌리면서 쓸어내립니다.

처음에는 손목을 이용해서 돌리시고 그러다 익숙해지면 자연스럽게 닦으실 수 있습니다. 앞니와 어금니 부분까지 꼼꼼히 닦으세요. 한 부위 당 10회씩 해주시기 바랍니다.

앞니의 안쪽은 칫솔을 세워서 둥근 원을 그린다는 생각으로 쓸어냅니다. 부분은 치석이 잘 생기는 부분이므로 열심히 닦으세요. 어금니의 안쪽면도 바깥면 닦을 때와 마찬가지로 칫솔모로 잇몸을 향하도록 하게 한 다음 씹는 면 쪽으로 칫솔을 돌리면서 쓸어내립니다.

횟수보다도 중요한 것은 정확한 방법으로 구석구석을 닦아내어야 함인데 칫솔모를 치아의 씹는 면에 위치시킨 후 전후 왕복운동으로 씹는 면을 닦습니다.

무엇보다도 중요한 것은 하루 3회의 칫솔질을 정확한 방법으로 습득시키는 일입니다. 그리고 혀와 입천장도 닦아 주시면 입냄새 제거에 도움이 됩니다.

마지막으로 6개월마다 한번씩 치과에 내원하셔서 검사를 받아 보시기 바랍니다. 수고하셨습니다.

■ 개별구강보건교육 교안 활동지

<table>
<tr><td>교 육
주 제</td><td colspan="2"></td><td>교육방법</td><td colspan="3"></td></tr>
<tr><td>교 육
대 상</td><td colspan="2"></td><td>교육시간</td><td></td><td>차 시</td><td></td></tr>
<tr><td rowspan="4">학 습
목 표</td><td colspan="6"></td></tr>
<tr><td colspan="6"></td></tr>
<tr><td colspan="6"></td></tr>
<tr><td colspan="6"></td></tr>
<tr><td>학 습
단 계</td><td>학습요소</td><td colspan="2">교수 - 학습내용</td><td colspan="2">시 간</td><td>자료 및
유의점</td></tr>
<tr><td>도 입</td><td>주의집중
동기부여
학습문제제시</td><td colspan="2"></td><td colspan="2"></td><td></td></tr>
<tr><td>전 개</td><td>학습활동</td><td colspan="2"></td><td colspan="2"></td><td></td></tr>
<tr><td>정 리</td><td>학습내용정리
차시예고</td><td colspan="2"></td><td colspan="2"></td><td></td></tr>
</table>

■ 개별구강보건교육 스토리보드 교안 활동지

학습자 자가 진단평가서

담당교수		교과목명	
학 번		단원명	제2장 구강보건교육목적 목표설정 및 내용선정 조직
이 름			
평가일자	년 월 일		

능력단위 요소	문항	자가진단		
		우수	보통	미흡
구강보건교육목적 진술하기	구강보건교육목적의 정의를 기술 할 수 있디			
	구강보건교육목적진술의 원칙을 설명 할 수 있다			
구강보건교육목표 설정하기	구강보건교육목표 작성의 원칙을 기술 할 수 있다			
	구강보건교육목표개발의 원칙을 적용 할 있다			
구강보건교육내용 선정 및 조직하기	구강보건교육내의 선정요령을 나열 할 수 있다			
	구강보건교육내용 선정 조직방법을 열거 할 수 있다			
개별구강보건교육 목표설정하기	우리나라 학년별 구강보건교육목표를 분류 할 수 있다			
	미국 캘리포니아주 구강보건교육목표를 분류 할 수 있다			
	미국 워싱턴 주 구강보건교육목표를 분류 할 수 있다			
	미국 캔터키주 구강보건교육목표를 분류 할 수 있다			
	미국 노스캘롤리아주 구강보건교육목표를 분류 할 수 있다			
개별구강보건교육 교안작성하기	개별구강보건교육교안의 항목을 작성 할 수 있다			
	개별구강보건교육교안의 시나리오를 작성 할 수 있다			

[진단결과]

능력단위요소	문항 수	합계점수	평균점수
구강보건교육목적 진술하기			
구강보건교육목표 설정하기			
구강보건교육내용 선정 및 조직하기			
개별구강보건교육 목표설정하기			
개별구강보건교육 교안작성하기			

※ 우수: 3점, 보통:2점, 미흡:1점

제3장

구강보건교육매체 활용

- 구강보건교육매체 장 · 단점 분석 및 제작
- 교육매체(보조자료)계획서 작성
- 구강보건교육매체 제작실습
- 구강보건교육방법 활용
- 개인구강보건교육평가
- 교안작성
- 교육실시 발표(교육매체 제작 발표)
- 교육평가 활동
- 집단구강보건교육 목표설정
- 집단구강보건교육내용 선정조직(교안작성)
- 집단구강보건교육 편제표 작성
- 집단구강보건교육 요구사정
- 집단구강보건교육 교육계획서
- 집단구강보건교육 토의학습
- 집단구강보건교육 토의결과보고서
- 집단구강보건교육 현장실습을 위한 전화상담

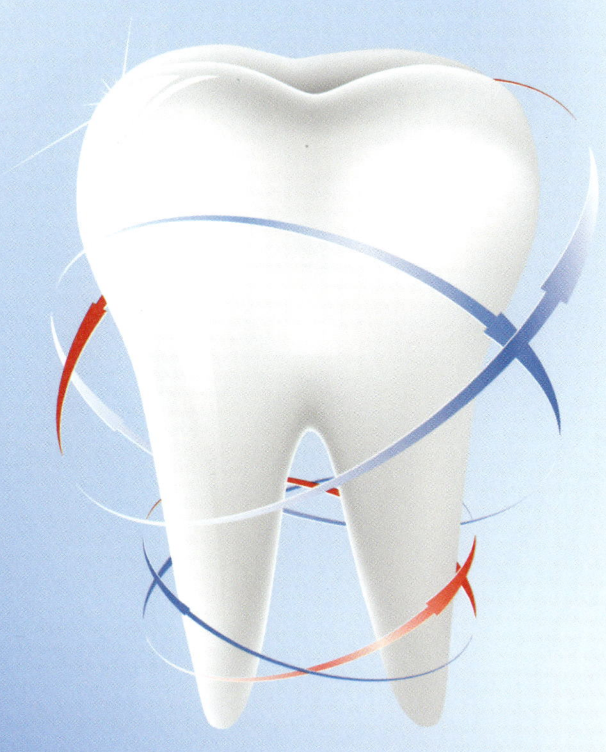

1. 구강보건교육매체 장 · 단점 분석 및 제작

교육매체의 장·단점을 분석하고 비교해서 교육에 필요한 자료를 선택하거나 제작한다.

교육매체를 선택하는 요령은 교육하고자 하는 대상자나 집단의 크기, 교육시각, 교육소요시간, 활용가능한 장비, 교육환경 등에 따라서 선택을 한다.

교육매체를 개발 할 때에는 먼저 도달하고자 하는 목적을 확인하고, 대상의 특징, 지식과 행동, 매체를 사용하게 될 환경, 예산 등을 고려하여 매체의 종류를 결정하여 제작한다.

2. 교육매체(보조자료)계획서 작성

교육매체의 장·단점을 비교분석한 후 매체선택이나 매체 개발에 관한 계획서를 구체적으로 작성한다.

■ 교육매체(교육보조자료)의 장 · 단점 분석 활동지

종 류	장 점	단 점	비 고

■ 교육매체(교육보조자료)의 장 · 단점 분석 활동지

종 류	장 점	단 점	비 고

3. 구강보건교육매체 제작실습

1) 교육매체제작 OHP

(1) 교육매체제작활용

1. 매체 선정	OHP Projector를 활용한 교육매체 제작
2. 목표	① 치아우식증 원인 ② 치아우식증 진행과정 ③ 치아우식증 예방법
3. 제작 소요시간	3주
4. 기구 및 재료	① 투명지(Transparency) : 복사기용, 잉크젯 프린트용, 레이져 프린트용 ② 펜 : 수성과 유성 ③ 마운트 ④ 클리어 파일 ⑤ 아세톤
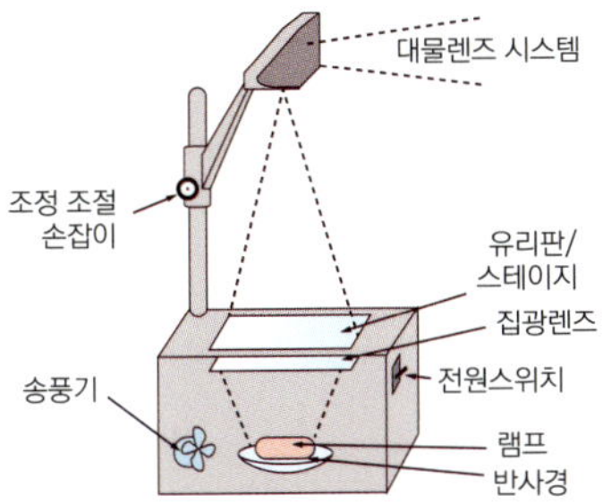 OHP Projector 부분적 명칭	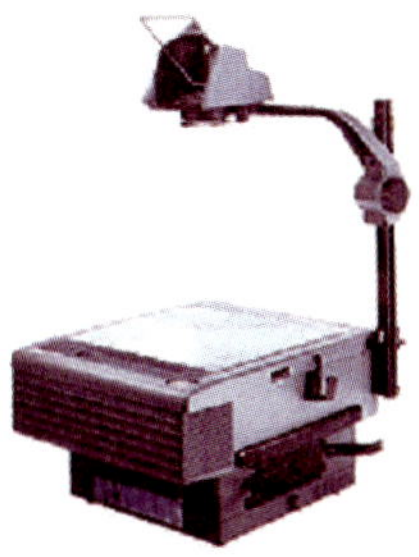 OHP Projector 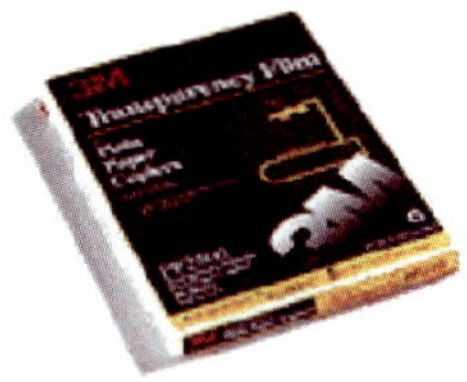 투명지(Transparency) 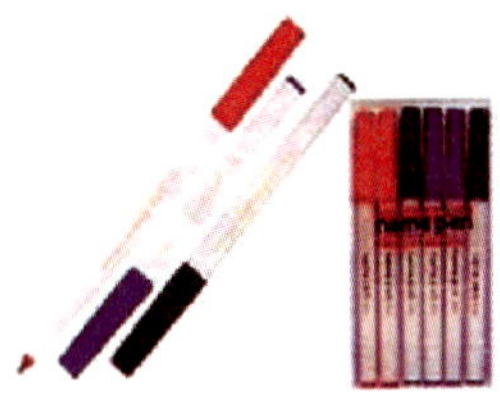 유성 펜
5. 교육매체 제작과정	1) 1단계 : 학습내용과 목표의 분석 2) 2단계 : 표현 방법의 구상 - 주어진 내용 묘사 및 배열 방법, 그림과 글자 구성방법, 색상결정방법 3) 3단계 : 제작기법의 결정 ① T.P에 들어갈 내용을 결정한다. ② 도화지에 내용을 대략적으로 구성해 본다. ③ T.P film에 직접 그림을 그리거나 준비된 내용을 복사한다. (도화지에 밑그림을 그린 후 T.P film 그림의 윤곽을 본을 뜬다.) 4) 4단계 : 제작 (1) 손으로 직접 그리는 법 손쉽고 제작비가 저렴하게 만드는 방법으로 유성사인펜을 사용하여 투명지 위에 직접 그리는 방법이다. 원본 그림이 작을 경우 사무용 복사기로 확대 복사하여 사용한다. (2) 사무용 복사기 이용법 사무용 복사기를 이용하면 원하는 그림이나 글자를 빠른 시간 안에 정확하게 투시물 자료로 만들 수 있다. 검은색의 토 (toner)를 사용하여 건식현상을 하는 복사기를 이용하여 간단하게 투시물 자료로 만들 수 있는데 현재 시중에서 판매되고 있는 대부분의 복사기가 여기에 속한다. ① 만들고자 하는 그림을 복사한다. 크기의 조절이 필요하면 확대하거나 축소할 수 있다.

	② 깨끗한 복사용지에 복사해 놓은 그림 중 원하는 부분이나 글자를 잘라내어 배치한 뒤 풀로 붙여 밑그림을 완성시킨다. ③ 그 다음, 사무용 복사기를 이용하여 종이에 일반 복사하는 것과 같은 방법으로 복사를 하되 복사용 종이 대신 흑백 복사기용 투명지를 사용한다.
6. 교육매체 제작시 유의사항	① 투시물 자료는 요점만을 간추려 제시하는 것이 효과적이다. ② 다양한 색깔과 변화있는 제작기법을 사용하여 학습자들의 주의를 집중시킨다. ③ 제시되는 자료를 잘 읽을 수 있게 하려면 세로로는 일곱줄 이상 글자를 쓰지 않는 것이 좋고, 가로로는 여섯 내지 일곱 단어 이상을 쓰지 않는 것이 좋다. 이 때 글자의 높이는 투시물 자료 세로길이의 1/12보다 크거나 1.5cm 이상이 좋고, 그림의 세로길이는 투시물자료 세로길이의 1/4보다 크거나 5cm보다 커야 한다. 한글프로그램의 경우 최소한도 24포인트 이상의 진한 글자를 사용해야 보기가 좋다. ④ 마운트를 사용할 경우 마운트의 안쪽 면적보다 사방 1cm 정도 작게 내용을 담는 것이 여유가 있어 주의를 끌 수 있다.
7. 투시물자료의 활용	① 40~50분 수업에 6~7매 ② 키스톤 현상(keystone effect) 확인? ③ OHP 앞에 앉아서(75~82cm) 확인? ④ 시간적인 여유? ⑤ 먼지나 얼룩자국? ⑥ 스크린은 교실 전면의 왼편이나 오른편에? ⑦ 상의 가로길이 2~6배, 좌우 각 45° 이내

(2) Transparency 제작의 기초

TP제작 양호		TP제작 불량	
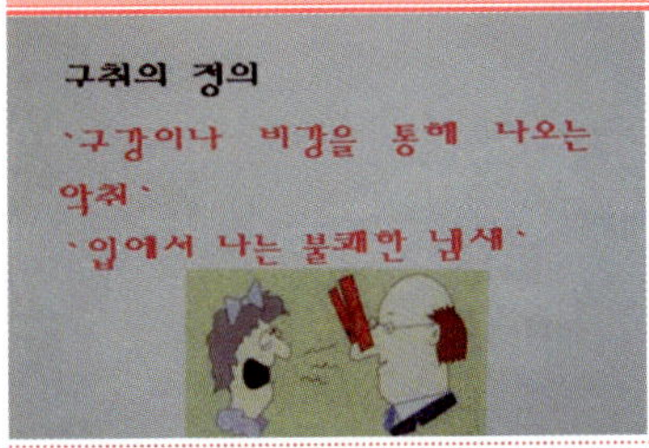	적당한 문자 사용	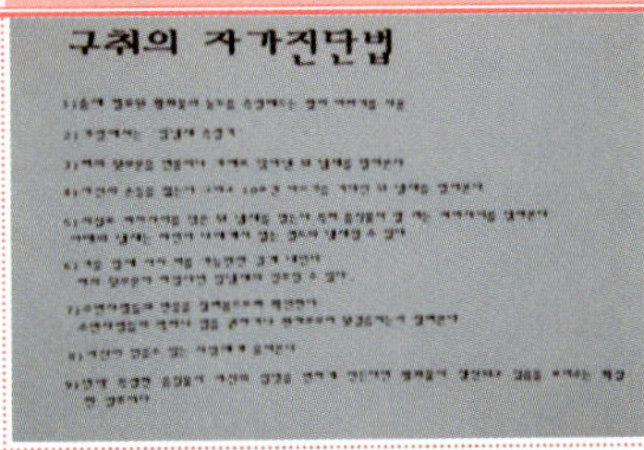	많은 문자 정보
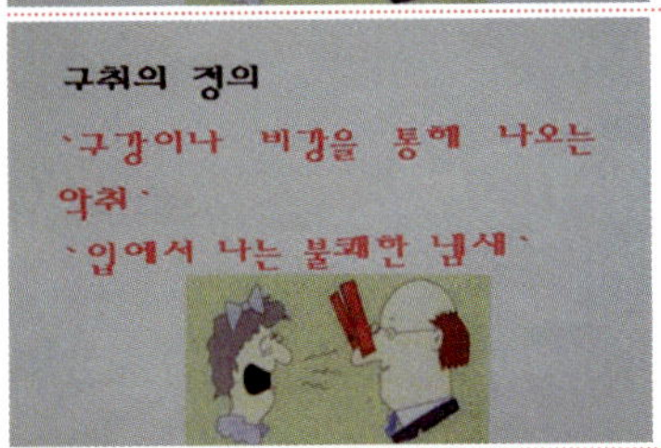	가로형 작성	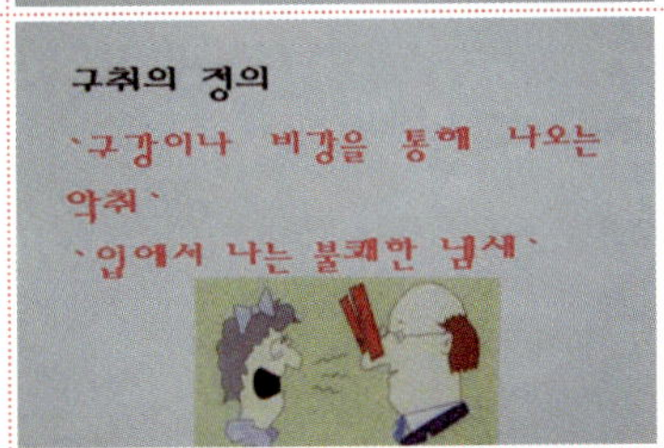	세로형 작성
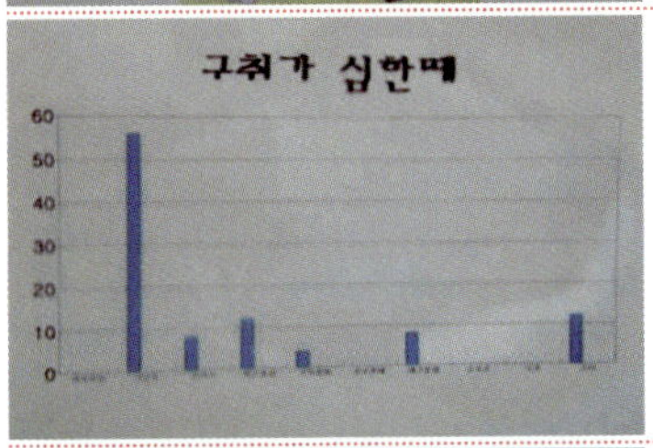	도표, 그래프, 챠트	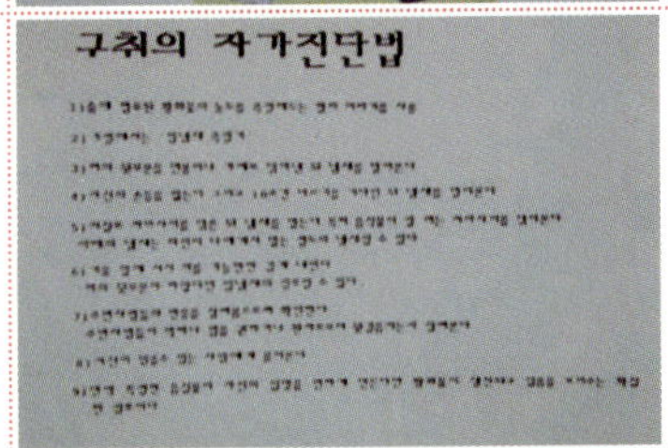	문자 자료
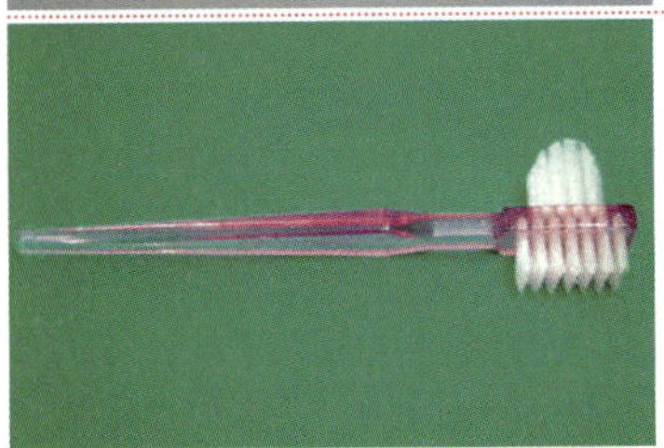	한 개 개념	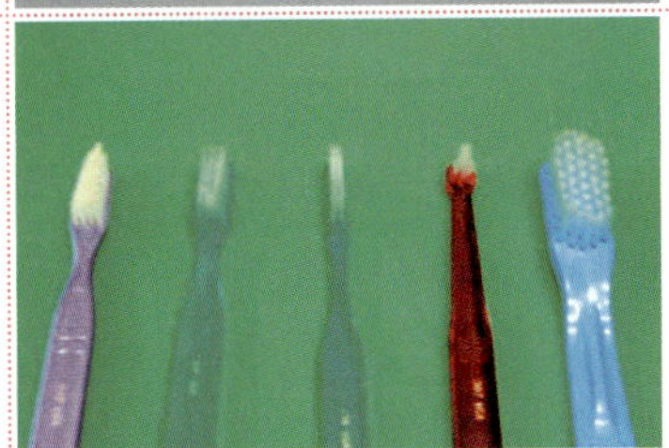	여러개 개념
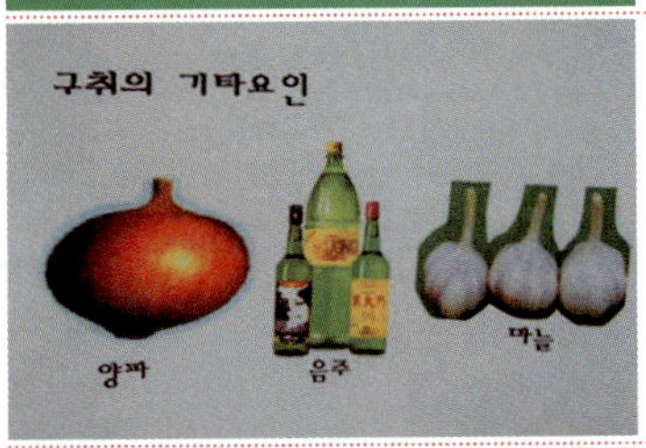	주요개념 앞부분	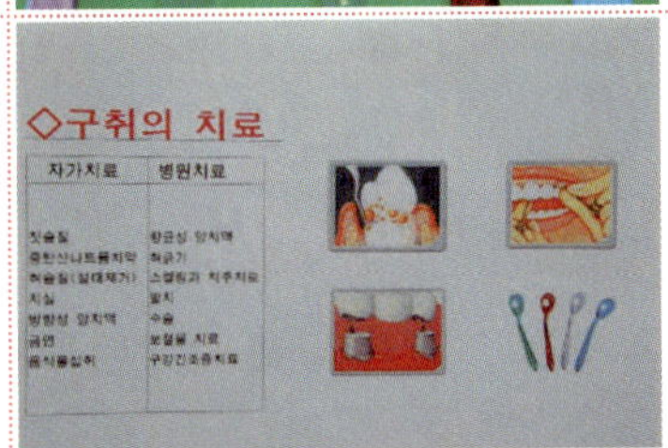	중요한 부분은 중앙
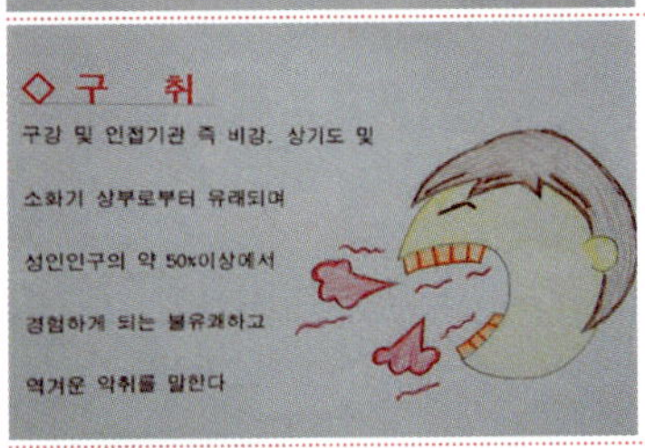	읽기 적합한 크기	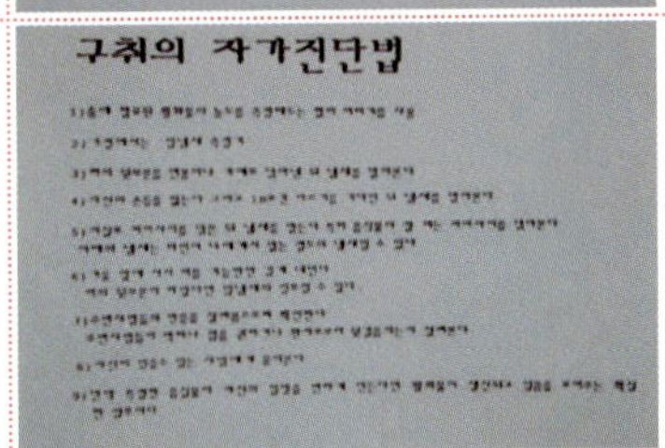	글자 크기 작다
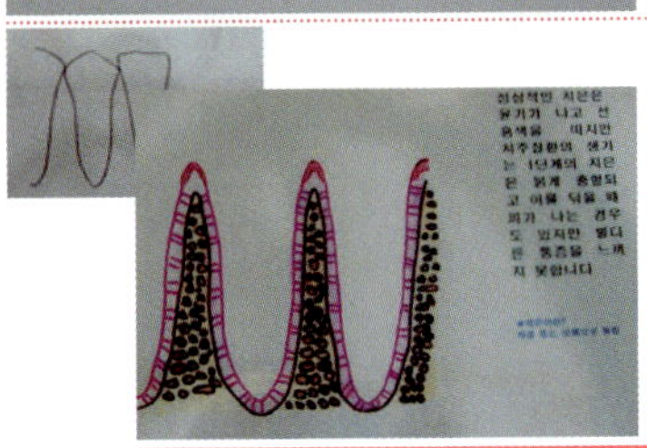	복잡한 정보 겹치기 제작	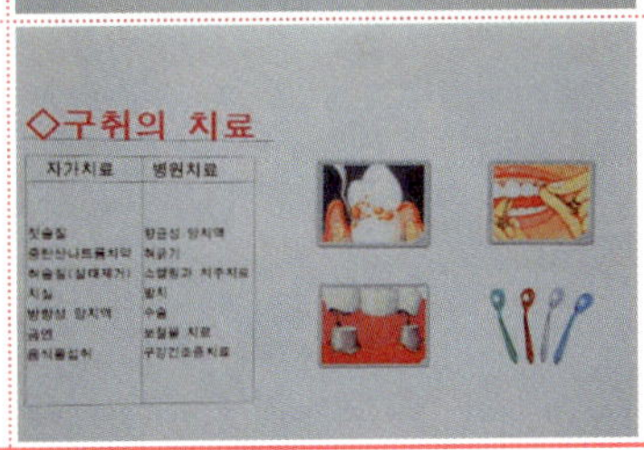	복잡한 정보

(3) 교육매체제작 슬라이드

① 교육매체제작활용

<table>
<tr><td>1. 매체 선정</td><td>슬라이드 환등기(Slide Projector)를 활용한 교육매체 제작</td></tr>
<tr><td>2. 목표</td><td>① 구취 원인 ② 구취 진행과정 ③ 구취 예방법</td></tr>
<tr><td>3. 제작 소요시간</td><td>3주</td></tr>
<tr><td>4. 기구 및 재료</td><td>① 슬라이드 환등기(Slide Projector) ② 슬라이드 필름
③ 슬라이드 마운트 ④ 슬라이드 트레이 ⑤ 슬라이드 카세트</td></tr>
<tr><td>

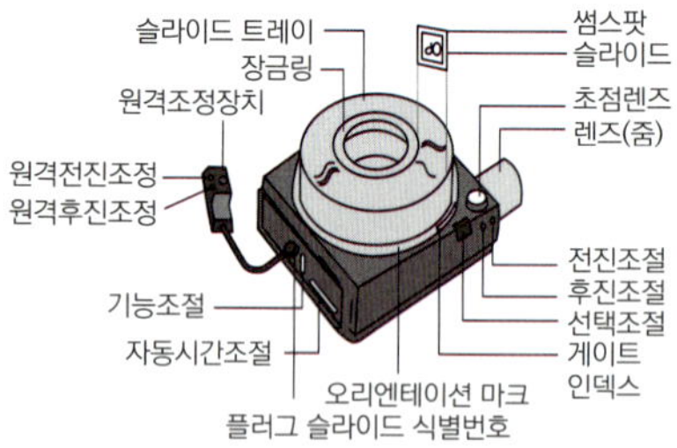

</td><td>

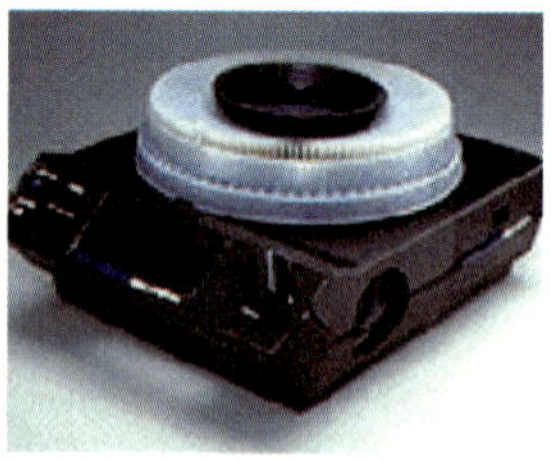
슬라이드 환풍기, 트레이

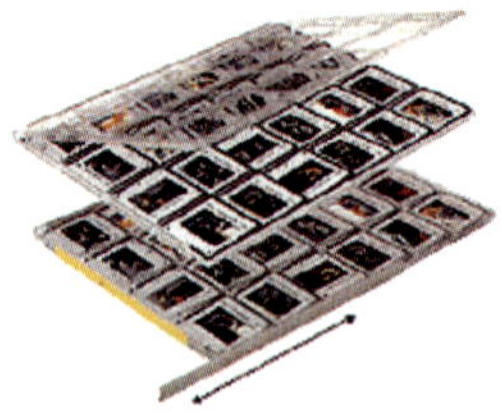
슬라이드 카세트

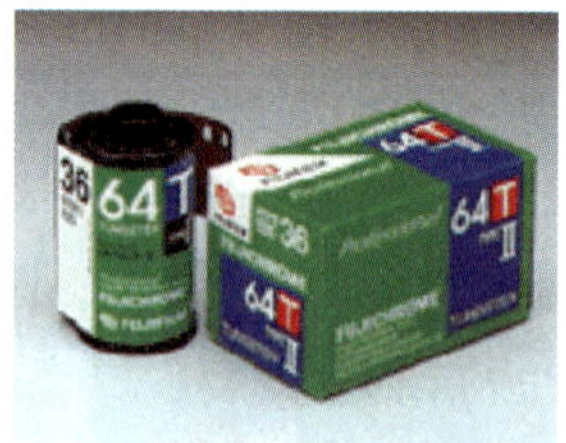
슬라이드 필름

</td></tr>
<tr><td>5. 교육매체 제작과정</td><td>
1) 1단계 : 학습내용과 목표의 분석
2) 2단계 : 표현 방법의 구상
- 주어진 내용 묘사 및 배열 방법, 그림과 글자 구성방법, 색상결정방법
3) 3단계 : 제작기법의 결정
(1) 기획
① 슬라이드 제작의 목적과 주제를 결정하고 어떤 학습내용을 담을 것인지를 결정한다.
② 누가 사진촬영을 담당할 것인지, 스크립트를 어떻게 작성할 것이며, 예산과 자료제시는 누가 맡아서 해나갈 것인지 등등의 제작에 필요한 여러 가지 사항들을 결정한다.
(2) 콘티(스토리 보드) 작성
① 학습자의 특성을 고려해서 내용의 중요 비중 정도를 분석해 놓는다.
② 해설은 중복없이 이해하기 쉬운 명료한 문장으로 기록한다.
③ 녹음과 음향효과 등의 지시를 기입한다.
(3) 스크립 작성
유의할 점은 화면을 통하여 나타낼 내용이 시각적으로 명확히 표현되어야 하며 해설은 내용을 간단명료하게 묘사해야 한다.
(4) 촬영 및 현상
촬영 방법은 자연광선 아래서 직접 찍는 야외촬영, 인공조명을 이용해서 찍는 실내촬영 및 복사대를 이용하는 복상촬영 등 기본적으로 세가지가 있다.
<table>
<tr><td colspan="5">로그 쉬트지(Log Sheet)</td></tr>
<tr><td>1. 제목 :</td><td>2. : 날짜</td><td>3. : 필름 :</td><td>4. 카메라</td><td>5. 장소 :</td></tr>
<tr><td>장면번호</td><td>촬영횟수</td><td>f/stop</td><td>셔터 스피드</td><td>비고</td></tr>
<tr><td></td><td></td><td></td><td></td><td></td></tr>
</table>
</td></tr>
</table>

	(5) 마운팅 슬라이드를 바로 보이도록 놓고, 왼쪽 아래 구석을 펀치로 뚫어 주거나 색연로 표시를 해놓는다. 이것은 슬라이드를 트레일러에 끼울 때, 엄지손가락으로 잡게 되는 부분(thumb spot)이 된다. (6) 편집 ① 슬라이드를 조명상자 위에 놓고 검토해 본다. ② 노출과 구도가 좋은 슬라이드를 대본 순서대로 나열한다. (7) 녹음 ① 배경음악과 효과음을 넣어 활용하면 슬라이드의 효과성을 높일 수 있다. ② 슬라이드 한 장면에 대한 해설은 5~10초 정도의 길이가 가장 좋다.
6. 교육매체 제작시 유의사항	① 수업 전에 영상을 보아 내용을 검토하고, 제시 순서 및 시간 등을 확인해 둔다. ② 슬라이드는 바로 놓고 보았을 때 마운트의 왼쪽 아래에 펀치가 있다. 상하좌우가 올바르게 꽂아 있는지 확인한다. ③ 활용하기 전에 학생들에게 필요한 사전 지식이나 주의해서 관찰할 부분 등을 지도해 준다.
7. 투시물자료의 활용	① 파워포인트에서 만들어진 슬라이드를 OHP 필름에 흑백이나 투명한 컬러로 인쇄하면 투시물 자료로 만들 수 있다. ② 35mm 슬라이드 : 슬라이드 제작 업체에 의뢰하여 만들 수 있다. ③ 노트, 유인물, 개요 : 프리젠테이션에 대한 이해를 돕기 위한 유인물 제작이 가능하다. ④ 웹 문서 : 월드 와이드 웹에서 사용할 프리젠테이션을 구성하여 HTML과 같은 웹 호환 형식으로 저장할 수 있다. ⑤ 인화지 : 파워포인트에서 컬러로 만든 프리젠테이션을 레이저 프린터에서 흑백명암이나 흑백으로 인쇄할 수 있다.

2) 교육매체제작 파워 포인트(Power point)

(1) 매체 제작 지도안

1. 매체 선정	파워 포인트(Power point)를 활용한 교육매체 제작
2. 목표	① 부정교합분류 ② 부정교합 원인 ③ 부정교합 치료법
3. 제작 소요시간	1주
4. 기구 및 재료	① Microsoft Power point 2000(마이크로소프트 파워포인트) ② 컴퓨터 ③ 디지털 카메라 ④ 클리어 파일 ⑤ 모니터
5. 교육매체 제작과정	1) 1단계 : 학습내용과 목표의 분석 2) 2단계 : 표현 방법의 구상 - 주어진 내용 묘사 및 배열 방법, 그림과 글자 구성방법, 색상결정방법, 동화상, 소리, 그래프, 그림 3) 3단계 : 제작기법의 결정 (1) 파워포인트 발표용 자료 ① 개요 보기(outline) ② 슬라이드/OHP ③ 슬라이드/OHP 보기 ④ 여러 슬라이드 보기(hand out) ⑤ 슬라이드 쇼(slide show) (2) 파워포인트의 기동과 종료 [시작] 메뉴 →“ MS Powerpoint”선택 → [대화상자] 조작 → 새 슬라이드 구성 → [슬라이드 구성선택] → 타이틀 → [작업 화면] → 제목 입력 → 컷 작성 → [종료] (3) 내용 구성 마법사 활용 (4) 개요 보기 모드에서 문자열 입력 (5) 그래프 조작 및 클립아트, 그림 삽입 (6) 발표자료의 저장 (7) 발표자료의 인쇄(TP)
6. 교육매체 제작시 유의사항	① 주제 : 자유, 분량 : 디스크 한 장으로 8매 내지 10매 ② 파워포인트 자료를 제작할 때 가장 중요한 부분생각하기
7. 자료의 활용	1) 종이에 출력하여 인쇄하는 방법 ① OHP 필름에 출력하여 투시물자료화하는 방법 ② 슬라이드로 현상하는 방법 ③ 대형 모니터, 빔 프로젝터, LCD 프로젝터를 이용하여 투사하는 방법 ④ 직접 컴퓨터 슬라이드 쇼로 제시하는 방법

3) 매체 제작방법

<프레젠테이션이란?>

프레젠테이션(presentation)이란 증정, 선물, 소개, 발표, 제출, 공연, 표현 등을 의미한다. 자신의 생각이나 아이디어를 여러 사람 앞에서 발표해야 하는 경우, 보다 효과적으로 자신의 생각을 표현하고 반대되는 의견을 설득해야 할 것이다. 프레젠테이션이란 이러한 목적으로 만들어진 프로그램을 의미한다.

파워포인트는 학습 자료를 비교적 짧은 시간에 제작할 수 있으며, 그 응용 효과와 기능은 실로 막강하다고 할 수 있다. 소리, 그림, 문자, 동영상, 웹 자료 등을 손쉽게 삽입하거나 링크시킬 수 있으며, 복합적인 효과와 함께 다양한 애니메이션을 구현할 수가 있다.

학습 자료를 파워포인트로 작성할 때, 유익한 점은 다음과 같다.

① 짧은 시간과 노력으로 효과적인 학습자료를 제작할 수 있다.
② 다양한 화면 디자인이 가능하여 효과적인 교수매체로 활용 가능하다.
③ 발표 내용을 설명문, 유인물, OHP 등 다양한 전달 매체를 통해 전달할 수 있고, 손쉬운 슬라이드 편집 기능이 있다.
④ 쉽게 외부자료(멀티미디어 매체, WINDOW 프로그램(예 : 엑셀, MS-WORD)을 활용할 수 있다.

<새 프레젠테이션 만들기>

새 프레젠테이션을 만드는 방법은 내용 구성 마법사를 사용하여 만드는 방법, 서식 파일을 사용하여 만드는 방법, 새 슬라이드 구성으로 만드는 방법이 있다.

그리고, 이미 저장했던 프레젠테이션을 다시 작업하기 위해 기존 프레젠테이션 열기가 있다.

① 내용 구성 마법사를 사용하여 프레젠테이션 만들기

내용구성 마법사란 Power Point에 구성되어 있는 각종 양식을 참조로 하여 프레젠테이션에 대한 내용이나 디자인을 다양한 주제로 작성할 수 있도록 해주며 여러 가지 예제와 인터넷에서 사용 가능한 프레젠테이션이 있다.

프레젠테이션 형식에는 전략제안, 진행상황보고, 회사 홈페이지, 프로젝트 소개, 정보 찾기, 마케팅계획, 개인 홈페이지, 효율적인 회의 등 여러 가지 예제가 있으며, 프레젠테이션 용도에 따라 프레젠테이션이나 인터넷을 선택 후 인쇄형식을 정하여 프레젠테이션을 작성하는 것을 도와준다.

② 서식 파일로 프레젠테이션 만들기

서식파일이란 내용구성 마법사는 작성하고자 하는 내용에 대하여 도와주는 것이지만 서식 파일은 각각의 슬라이드에 대한 디자인에 대한 양식을 제공한다.

서식파일에 적용된 디자인은 슬라이드 보기에서 슬라이드 마스터 편집으로 수정하여 사용할 수 있다.

③ 새 프레젠테이션

새 프레젠테이션이란 내용구성 마법사나 서식파일에서 적용할 수 없는 내용이나 디자인을 사용자가 직접 구성할 때 선택한다. 물론 편집과정에서 서식파일이나 내용구성 마법사의 일부를 삽입할 수 있다.

④ 기존 프레젠테이션 열기

이미 저장했거나, 다른데서 구한 프레젠테이션을 편집할 때 사용한다.

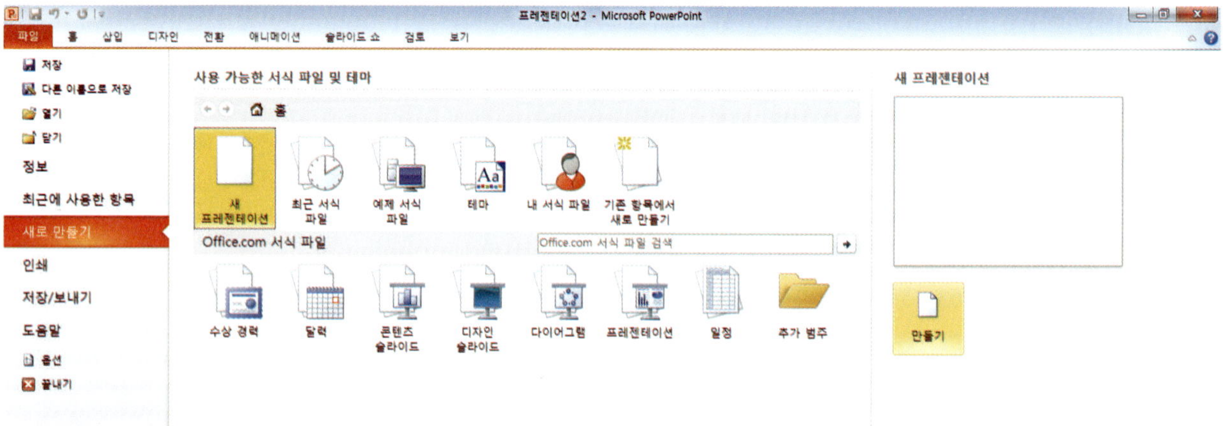

[파일] 메뉴에서 [새로 만들기]를 선택하고 옵션에서 [새 프레젠테이션]을 선택후 [만들기]를 누른다.

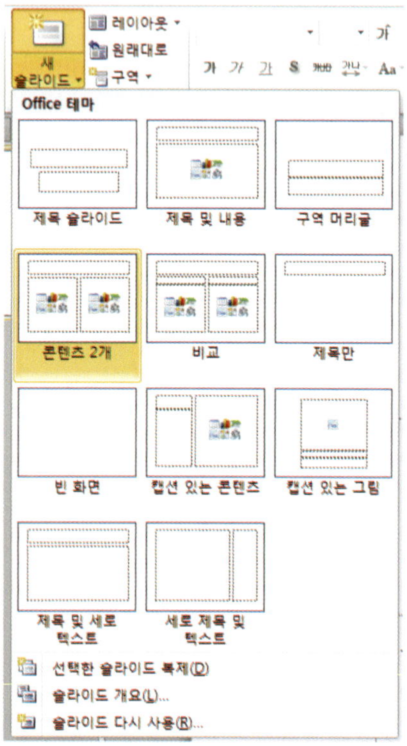

[새 슬라이드] 메뉴에서 [콘텐츠 2개]를 선택한다.

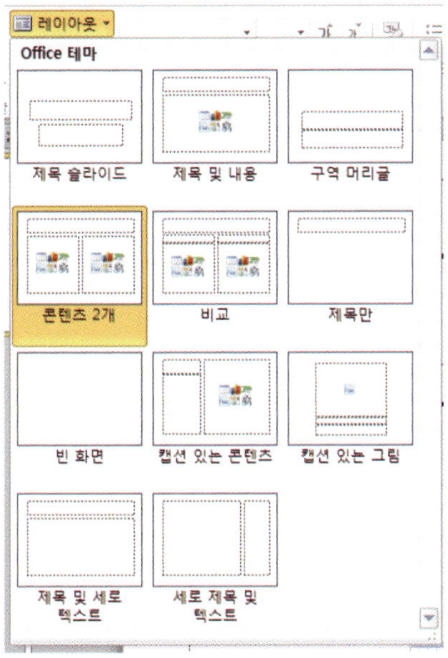

슬라이드 구성을 바꾸고자 할 때에는 [레이아웃] 메뉴에서 선택하여 사용한다.

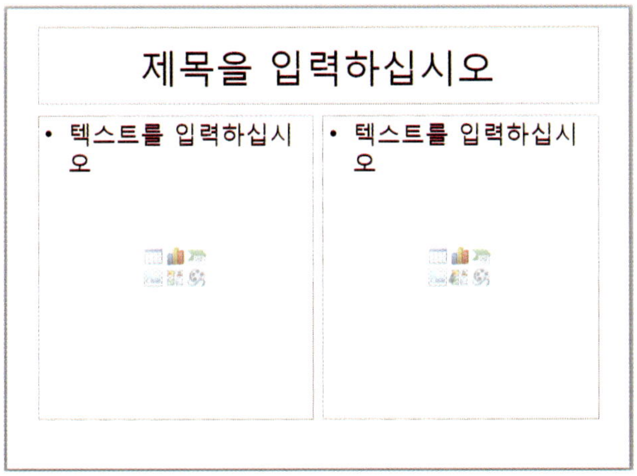

[새 슬라이드] 메뉴에서 [콘텐츠 2개]를 선택하면 다음과 같은 화면이 나타난다.

내용을 입력하는 방법에는 개요와 슬라이드에서 입력할 수 있다. 여기에서는 슬라이드에서 입력해보자.

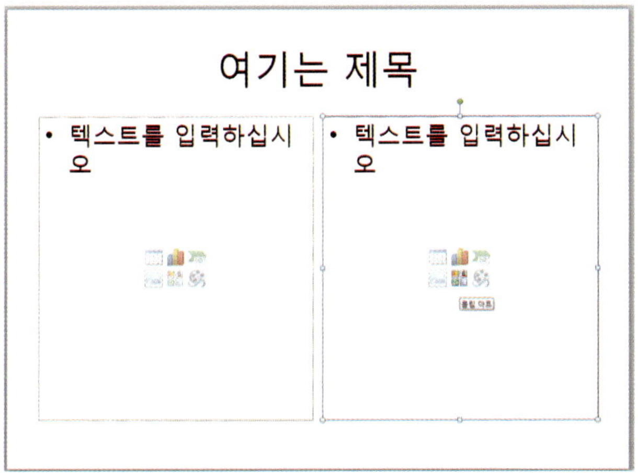

위의 슬라이드에 마우스를 누르면 커서(|)가 나타나는데, 그 곳에 해당 내용을 다음과 같이 입력하면 된다. 텍스트도 마찬가지로 입력한다. 클립아트를 추가하기 위해 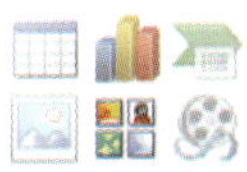 을 클릭한다.

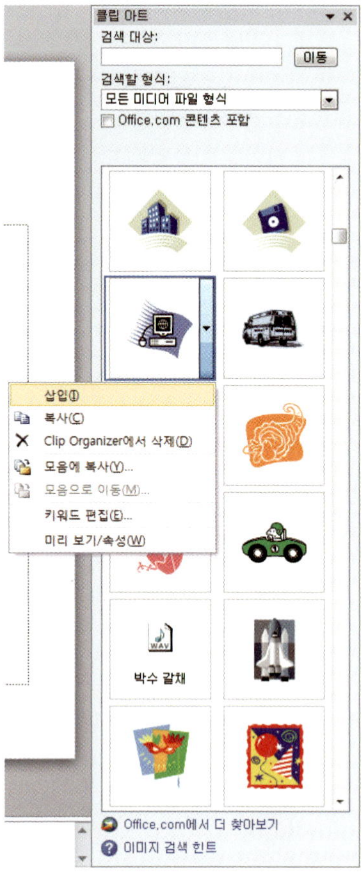

오른쪽의 메뉴에서 적당한 그림을 선택하여 메뉴가 나타나면, 맨 위의 [삽입]을 선택한다.

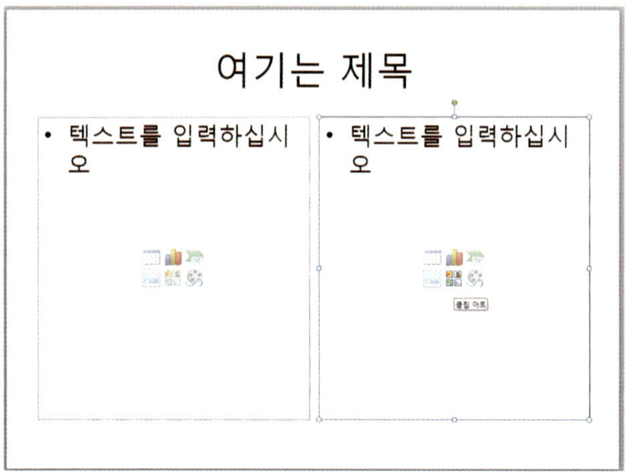

다음 화면처럼 클립아트가 삽입되어, 슬라이드가 완성된다.

새 슬라이드 구성

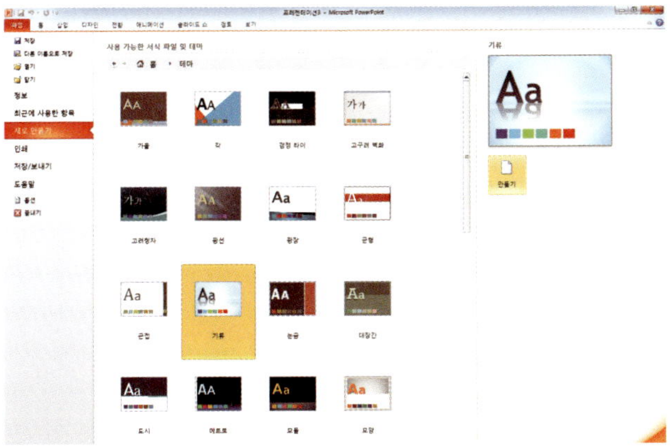

[파일]의 [새로 만들기]에서 [테마]를 선택하고, 하위메뉴에서 [기류]를 선택하고 만들기를 누른다.

테마를 선택하여 새 프레젠테이션을 시작하면 내용은 포함하지 않고 디자인을 지정할 수 있으며 다른 응용 프로그램에서 가져온 개요나 서식 없는 새 슬라이드 구성으로 새 프레젠테이션을 만들 수 있다.

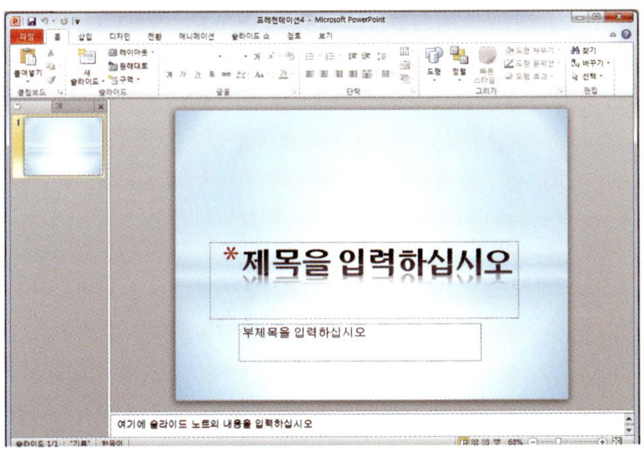

예제 프레젠테이션이 [기본 보기]로 나타난다.

오른쪽 슬라이드에서 [제목][부제목] 입력란을 마우스로 누르고 제목과 부제목을 입력한다(혹은 왼쪽 개요보기에서 작업할 수도 있다).

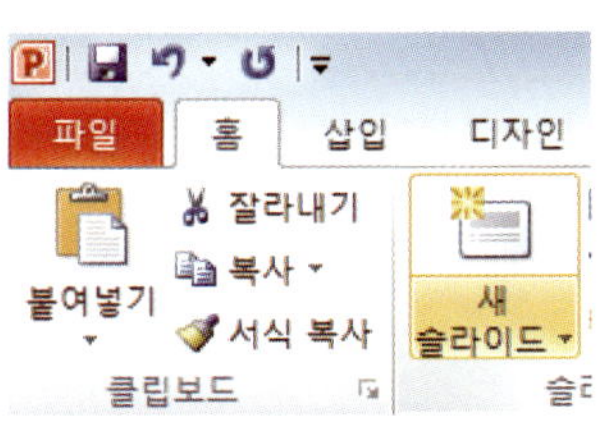

메뉴의 [새 슬라이드]를 누르고 다음 슬라이드로 사용할 구성을 반복하여 선택한다.

작업 도중 디자인 서식 적용

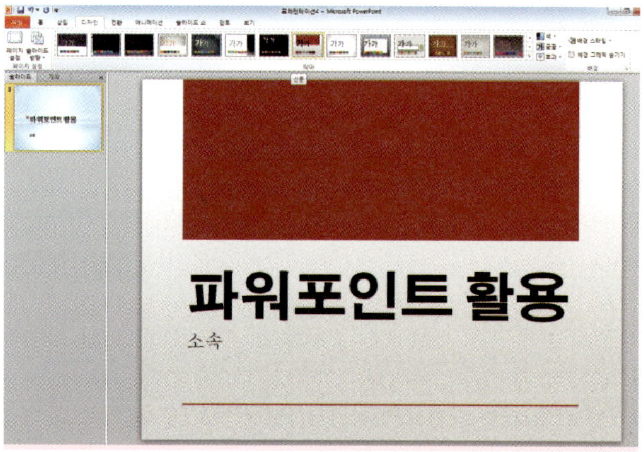

슬라이드의 서식을 없애기 위해서 [디자인]의 [배경스타일]에서 [배경 서식]을 선택하거나 마우스 오른쪽을 눌러 바로 가기 메뉴에서 [배경 서식]을 선택한다.

<배경장식>

배경

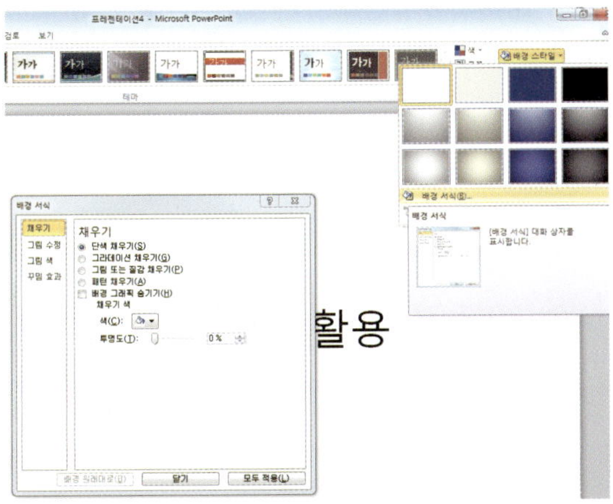

[파일]의 [새로 만들기]에서 [테마]를 선택하고, 하위메뉴에서 [기류]를 선택하고 만들기를 누른다.

테마를 선택하여 새 프레젠테이션을 시작하면 내용은 포함하지 않고 디자인을 지정할 수 있으며 다른 응용 프로그램에서 가져온 개요나 서식 없는 새 슬라이드 구성으로 새 프레젠테이션을 만들 수 있다.

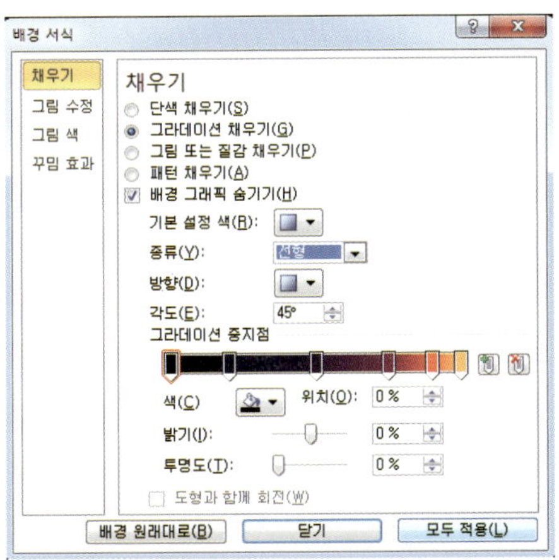

예제 프레젠테이션이 [기본 보기]로 나타난다.

오른쪽 슬라이드에서 [제목][부제목] 입력란을 마우스로 누르고 제목과 부제목을 입력한다(혹은 왼쪽 개요보기에서 작업할 수도 있다).

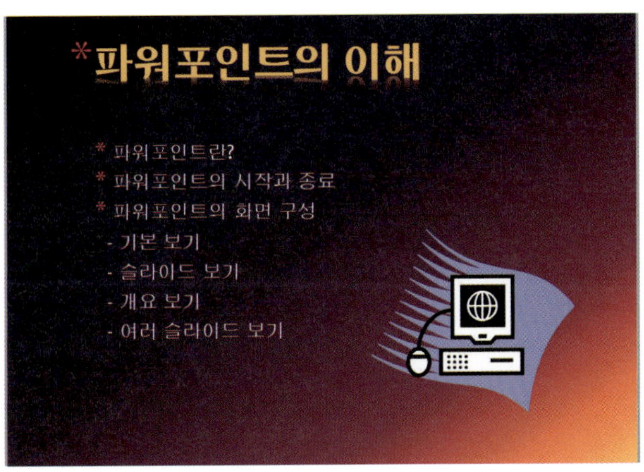

메뉴의 [새 슬라이드]를 누르고 다음 슬라이드로 사용할 구성을 반복하여 선택한다.

<문자열 서식>

문자열 입력

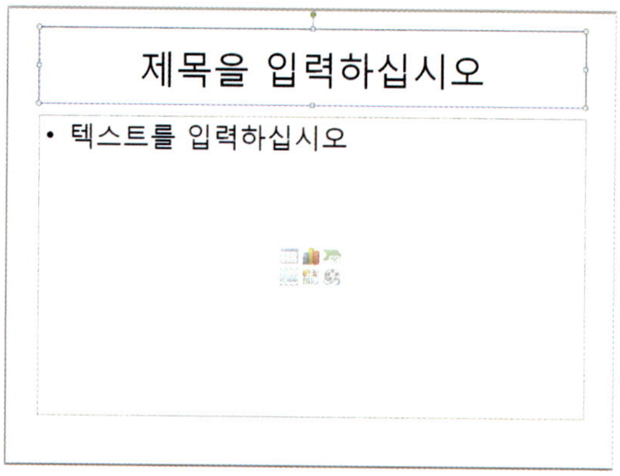

[제목을 입력하 시오] 입력란을 마우스로 클릭하면 커서가 나타나는데 커서가 나타나는 곳에서 제목을 입력한다. 여기서는 파워포인트의 시작이라고 입력한다.

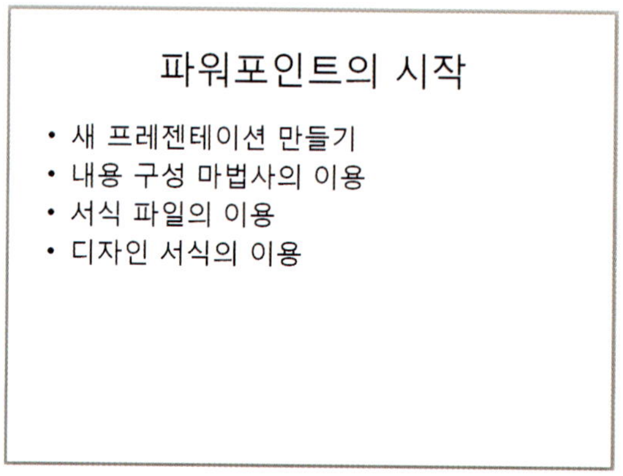

문자열을 입력한 후 [서식 도구모음]을 이용하여 단락의 수준, 간격, 글꼴의 크기 등을 편집할 수 있다.

글머리표

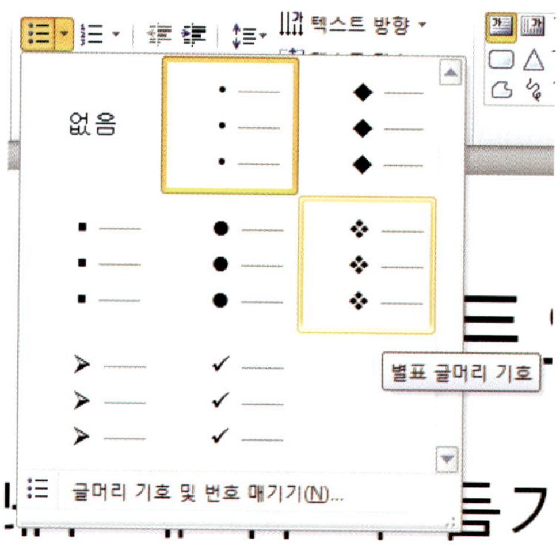

홈 메뉴의 글머리 기호 및 번호매기기 항목을 클릭한다. 그림과 같은 대화 상자가 뜨는데 적당한 글머리 기호를 선택하거나, 다른 글머리표로 바꾸고 싶으면 그림(P)이나, 문자(H)를 선택하고 확인을 클릭한다.

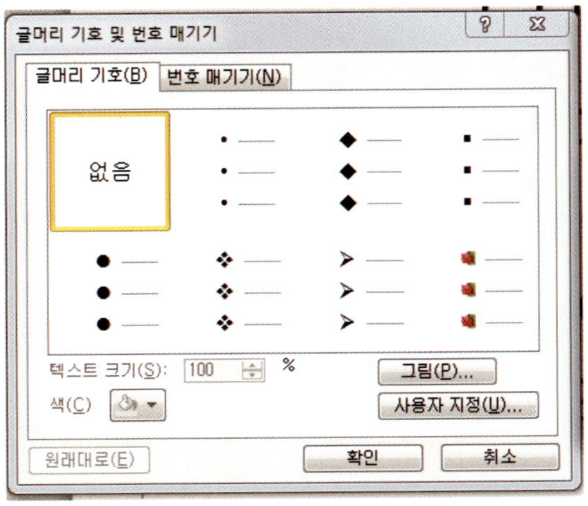

그림 메뉴를 선택하면, 옆의 그림처럼 그림 글머리 기호 대화상자가 나타난다. 적당한 글머리표를 선택하고 확인을 클릭한다.

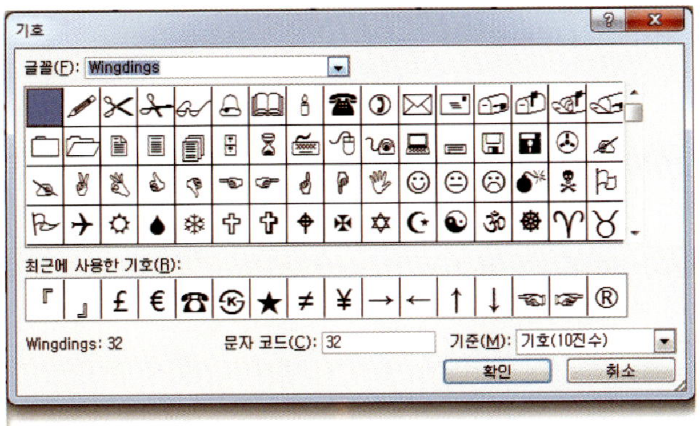

사용자지정을 선택하면 옆의 그림처럼 기호 대화상자가 나타난다. 글꼴에서 적당한 글자를 선택한다. Wingdings 글꼴에 적당한 글자들이 많이 있다.

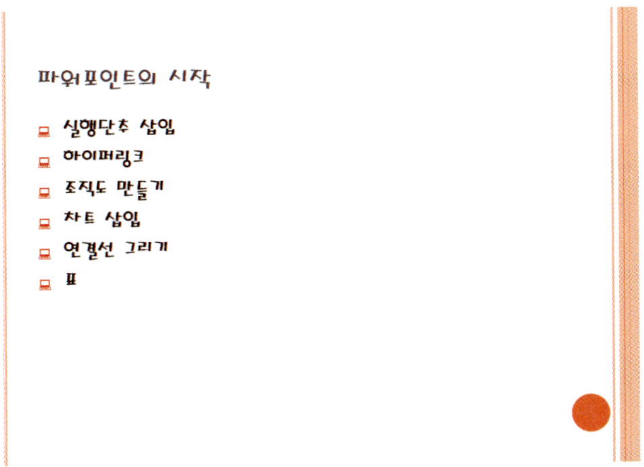

선택한 글머리가 프레젠테이션에 나타남을 볼 수 있다.

<그림 삽입식>

그림 삽입

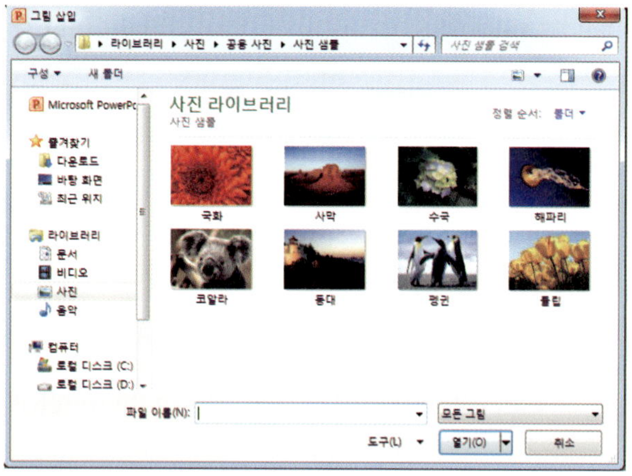

삽입 메뉴의 그림을 선택한다.

[그림삽입] 대화상자가 나타나면 사진을 선택하고 [삽입]을 누른다.

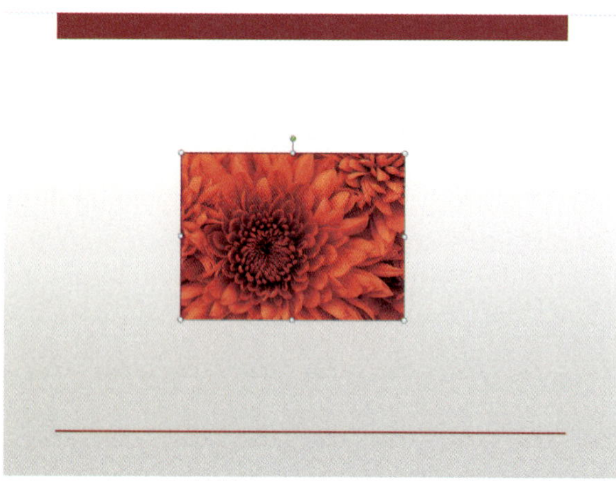

슬라이드에 그림 개체가 그림과 같이 삽입된다.

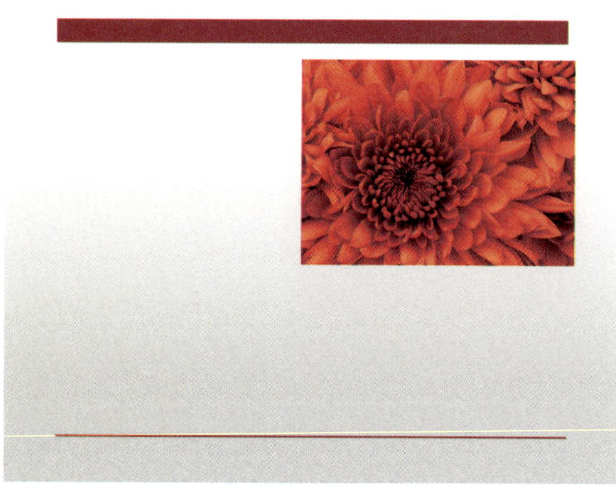

8개의 테두리 점을 드래그하여 크기와 위치를 적당히 조절한다.

<차트 만들기>

차트 삽입

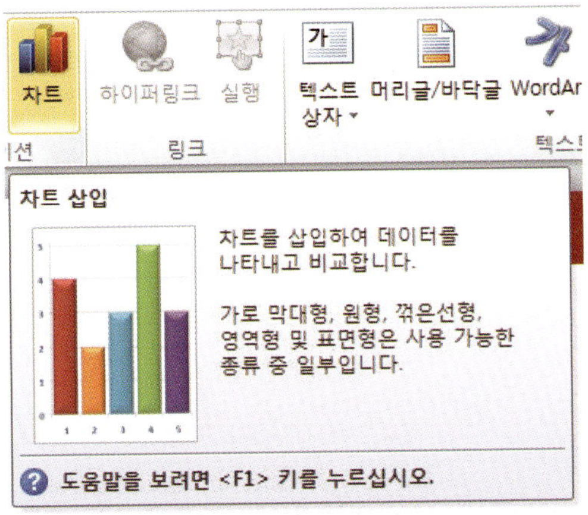

삽입 메뉴의 그림을 선택한다.

[그림삽입] 대화상자가 나타나면 사진을 선택하고 [삽입]을 누른다.

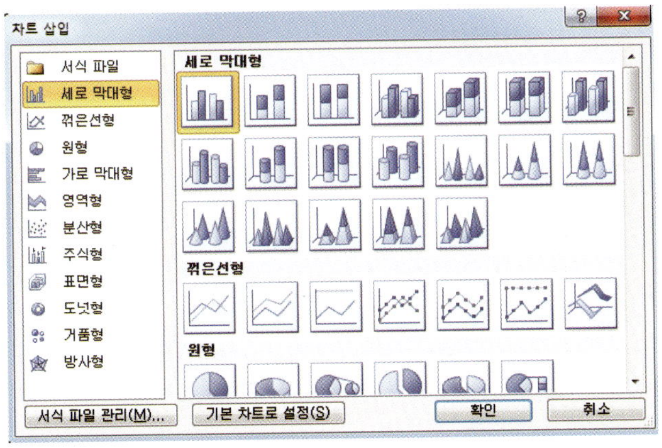

[차트 삽입]창이 나타나고 원하는 차트 유형(여기서는 세로 막대형)을 선택한다.

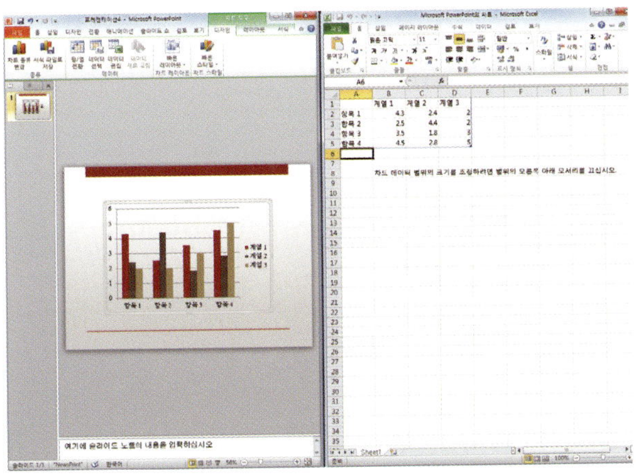

차트 영역 표시가 나타나고 [엑셀 시트]와 [차트]가 삽입된다. 이때 메뉴표시줄에 [데이터]와 [차트]창이 생기며 도구모음줄에 [차트편집]에 필요한 아이콘들이 나타난다.

	A	B	C	D	E	F	G
1		학습	게임	인터넷	생활응용	교우	
2	1학년	75	95	23	34	78	
3	2학년	56	88	48	65	67	
4	3학년	88	93	53	56	84	
5							
6							

데이터 시트에서 해당 항목들을 기입하고 닫기(Alt + F4 키)를 실행한다.

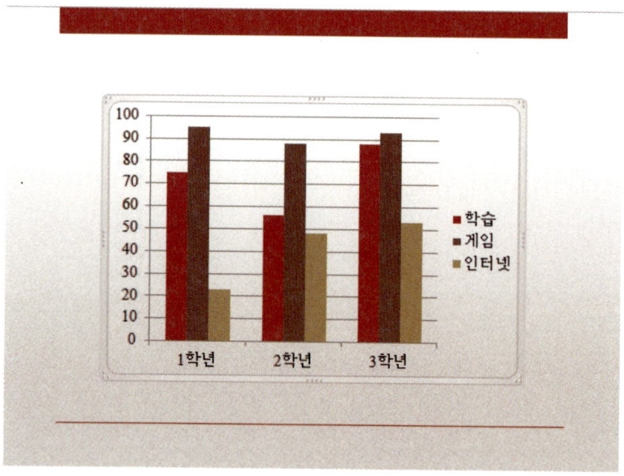

[차트 만들기] 슬라이드에 [학생들의 컴퓨터 활용 분야]에 대한 차트가 삽입된 것을 볼 수 있다.

<기본보기>

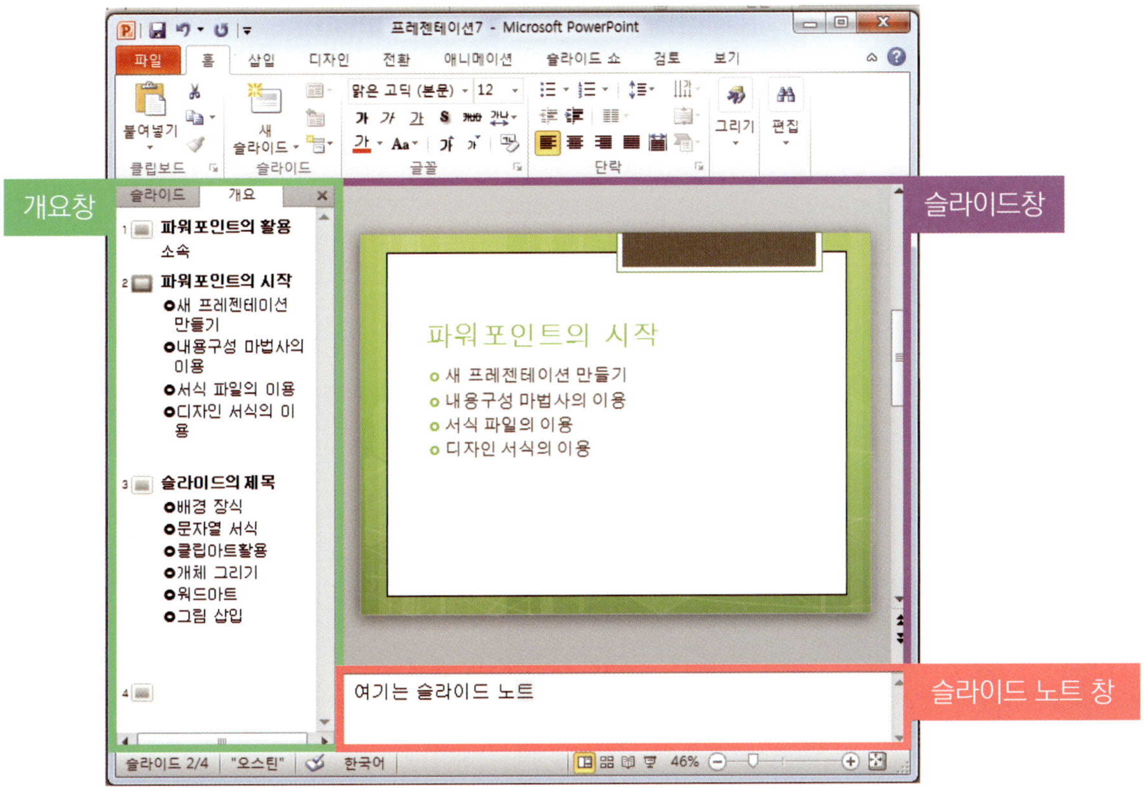

<디자인 서식 파일의 이용>

디자인 서식 파일로 새 프레젠테이션 만들기

기본 보기는 개요 창, 슬라이드 창, 슬라이드 노트 창 등의 세 창을 포함한다. 이러한 창을 사용하여 한 장소에서 프레젠테이션의 모든 작업을 할 수 있다. 창 테두리를 끌어서 여러 창의 크기를 조정할 수 있다.

- 개요 창 : 개요 창을 사용하여 프레젠테이션의 내용을 구성하고 전개한다. 프레젠테이션의 모든 텍스트를 입력하고 글머리 기호, 단락 및 슬라이드를 다시 배열할 수 있다.
- 슬라이드 창 : 슬라이드 창에서는 각 슬라이드에서 텍스트가 어떻게 보이는지 볼 수 있다. 각 슬라이드에 그래픽, 동영상 및 소리를 추가하고 하이퍼링크를 만들고 애니메이션을 추가할 수 있다.
- 슬라이드 노트 창 : 슬라이드 노트 창을 사용하여 청중과 공유할 연설자 노트나 정보를 추가할 수 있다. 슬라이드 노트에 그래픽을 추가하려면 슬라이드 노트 보기에서 슬라이드 노트를 추가해야 한다.

이러한 세 창은 또한 프레젠테이션을 웹 페이지로 저장할 때에도 표시된다. 개요 창은 목차를 표시하여 프레젠테이션을 탐색할 수 있다는 것이 유일한 차이점이다.

<슬라이드 보기>

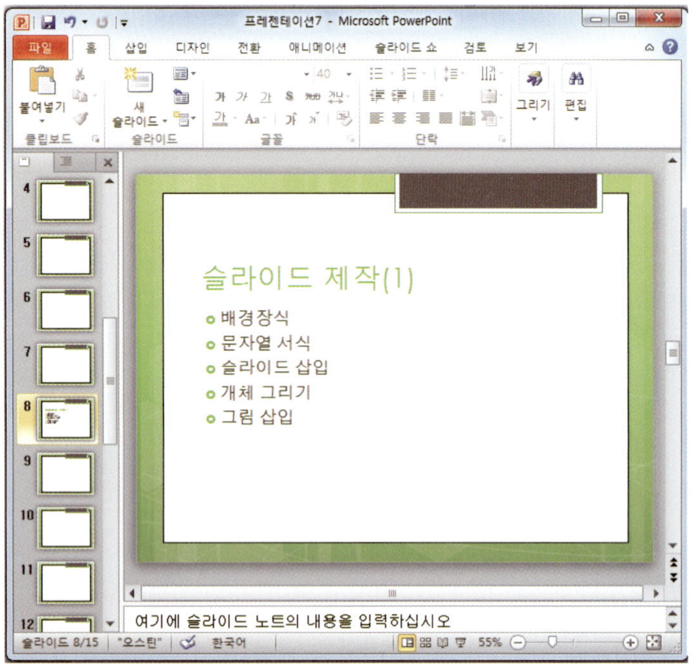

한번에 한 슬라이드씩 작업을 할 수 있으며 슬라이드의 구성 및 바탕색, 디자인 적용, 애니메이션 효과, 실행설정, 동화상, 차트, 워드아트, 그림 삽입 등 슬라이드를 만드는데 적용되는 모든 작업을 할 수 있다.

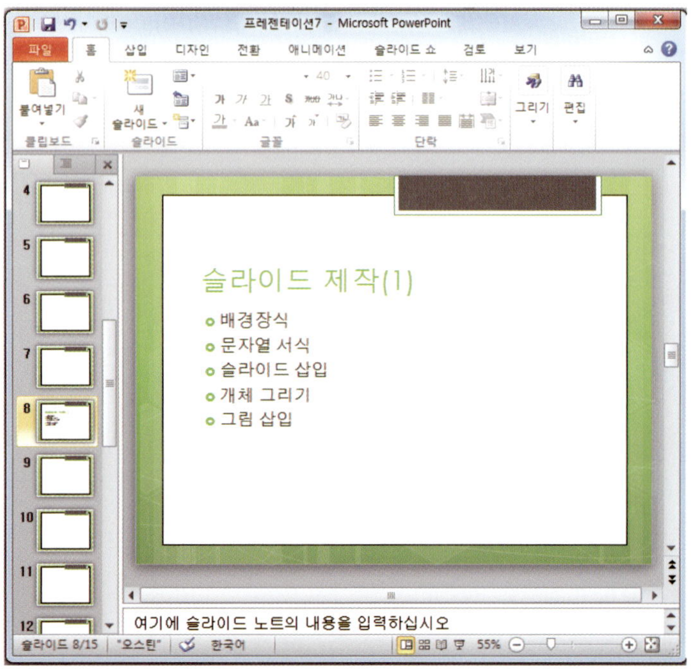

화면 아래 의 [보기 화면] 아이콘 중에서 [슬라이드 보기] 단추를 누른다. 위와 같이 슬라이드 보기 화면이 나타난다.

슬라이드 보기에서 슬라이드의 수직 이동 줄을 마우스로 누르면 현재의 슬라이드가 몇 번째인지, 제목이 무엇인지를 보여주며 슬라이드로의 빠른 이동과 슬라이드에 대한 정보를 얻을 수 있다.

화면 아래 의 [슬라이드 8/15]은 전체 슬라이드 개수 중 현재 슬라이드의 순서를 나타내며, [교육]은 적용된 서식 파일의 이름을 나타낸다.

<애니메이션>

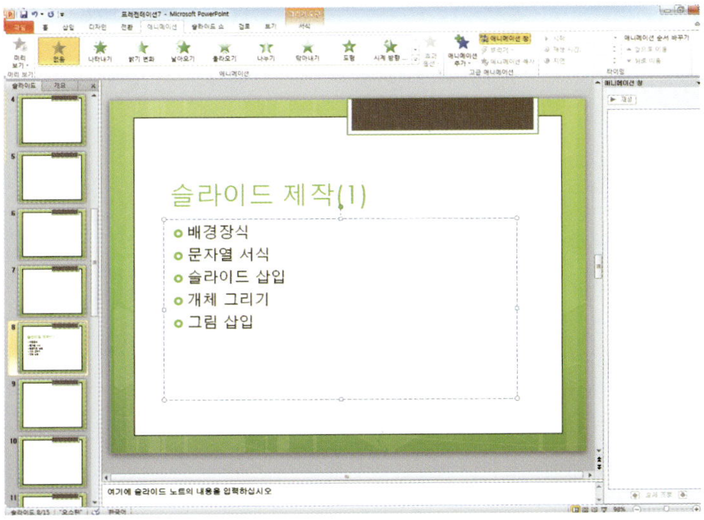

애니메이션을 설정하려면 애니메이션을 설정하려는 개체를 선택하고 메뉴표시줄의 [애니메이션]을 선택한다.

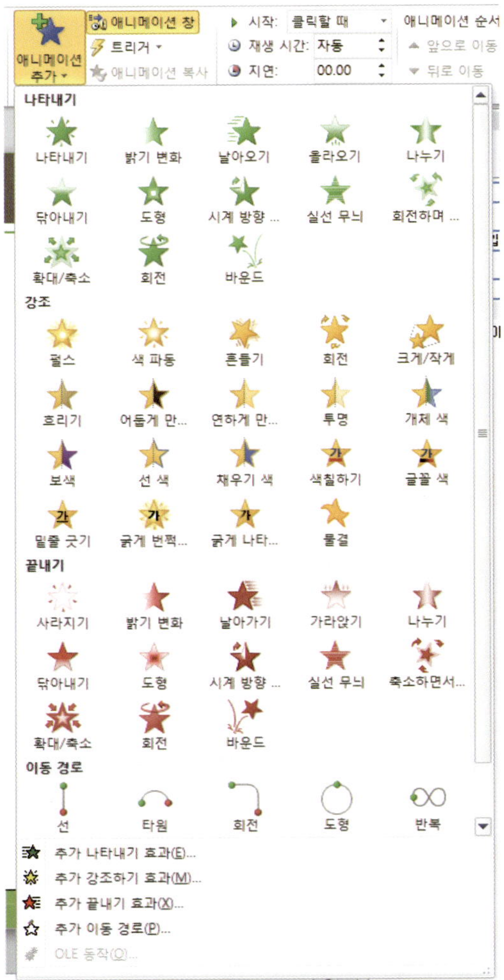

[애니메이션 추가]창에서 [나타내기]"날아오기". [강조]"펄스", [끝내기]"바운드"를 선택한다.

[애니메이션 창]에서 배경장식, 슬라이드 삽입, 그림 삽입은 똑같은 효과를 주기 위하여, Ctrl 키를 누른 상태에서, 마우스를 클릭하여 한꺼번에 선택하고, 아래와 같이 효과를 설정하였다.

(1) 매체 사례

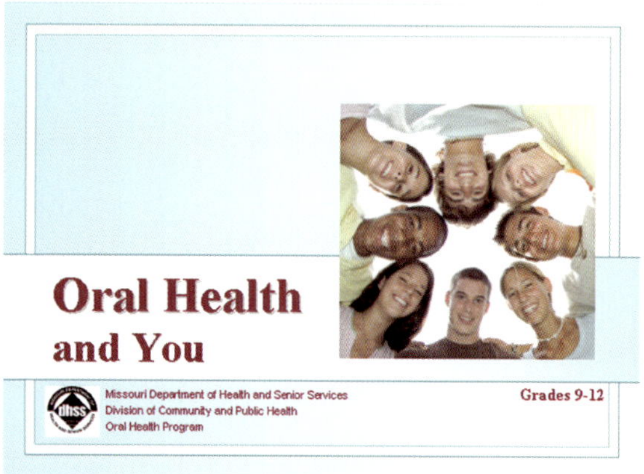
Oral Health
and You
Missouri Department of Health and Senior Services
Division of Community and Public Health
Oral Health Program
Grades 9-12

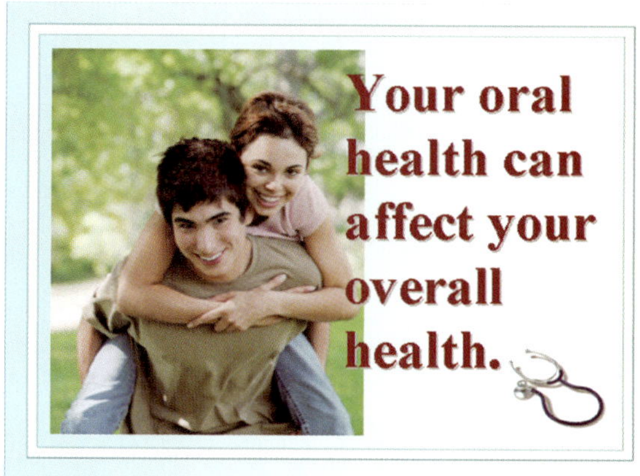
Your oral health can affect your overall health.

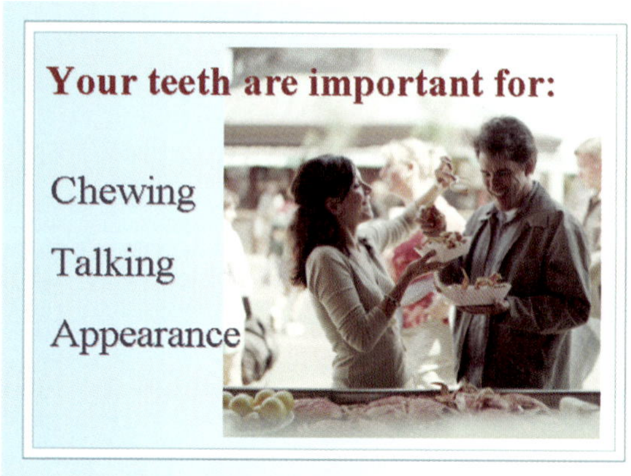
Your teeth are important for:
Chewing
Talking
Appearance

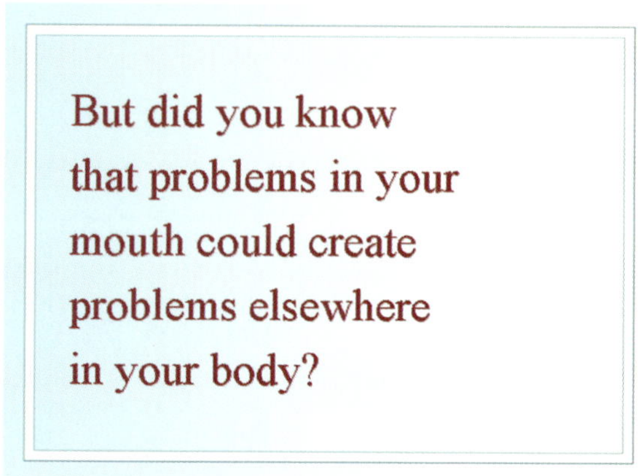
But did you know
that problems in your
mouth could create
problems elsewhere
in your body?

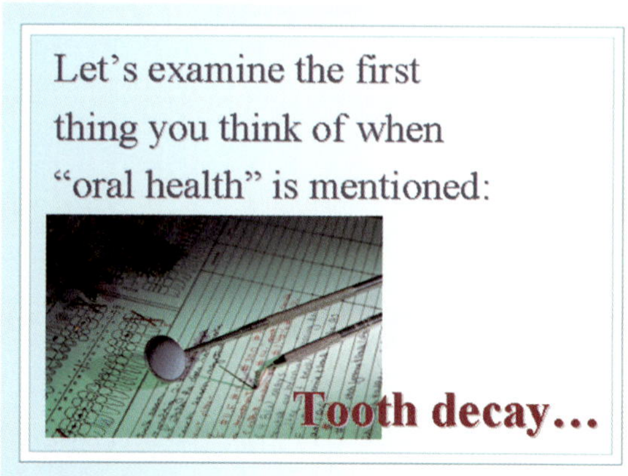
Let's examine the first
thing you think of when
"oral health" is mentioned:
Tooth decay…

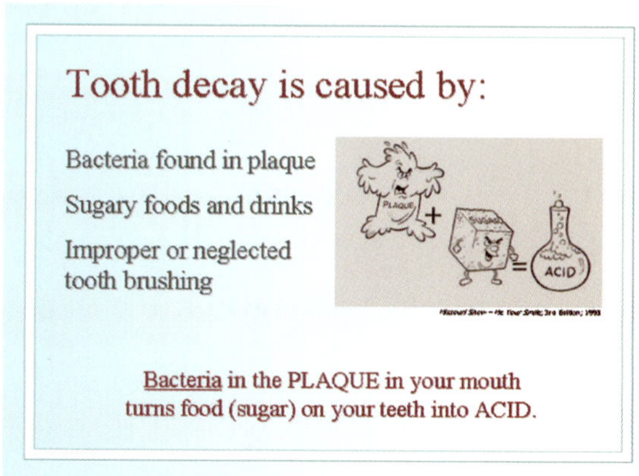
Tooth decay is caused by:
Bacteria found in plaque
Sugary foods and drinks
Improper or neglected
tooth brushing
PLAQUE
ACID
Bacteria in the PLAQUE in your mouth
turns food (sugar) on your teeth into ACID.

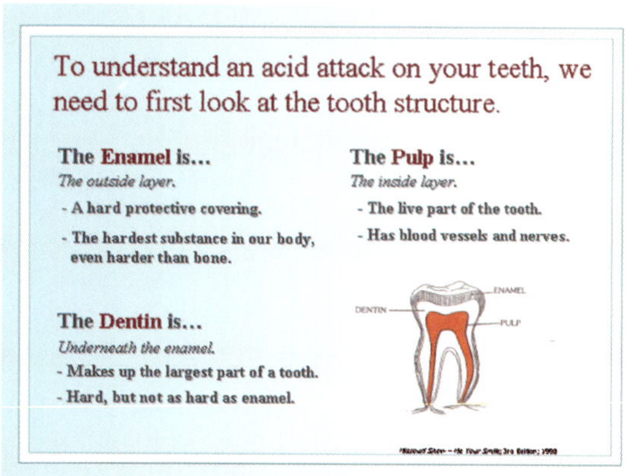
To understand an acid attack on your teeth, we need to first look at the tooth structure.
The Enamel is…
The outside layer.
- A hard protective covering.
- The hardest substance in our body, even harder than bone.
The Pulp is…
The inside layer.
- The live part of the tooth.
- Has blood vessels and nerves.
The Dentin is…
Underneath the enamel.
- Makes up the largest part of a tooth.
- Hard, but not as hard as enamel.
ENAMEL
DENTIN
PULP

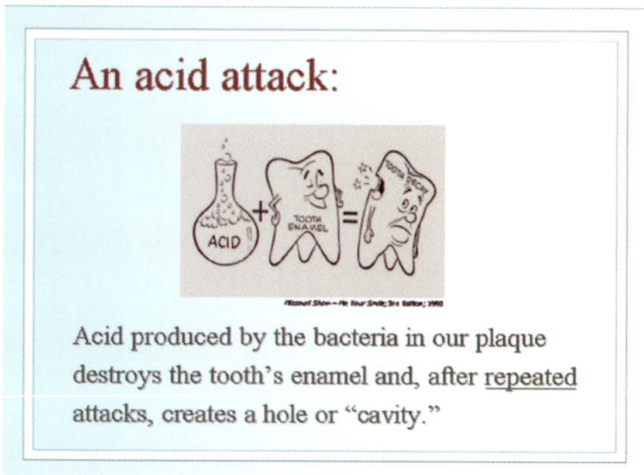
An acid attack:
ACID
TOOTH ENAMEL
TOOTH DECAY
Acid produced by the bacteria in our plaque
destroys the tooth's enamel and, after repeated
attacks, creates a hole or "cavity."

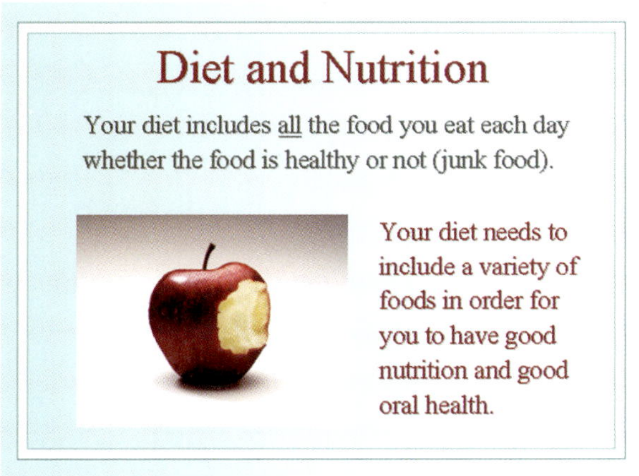
Diet and Nutrition
Your diet includes all the food you eat each day whether the food is healthy or not (junk food).
Your diet needs to include a variety of foods in order for you to have good nutrition and good oral health.

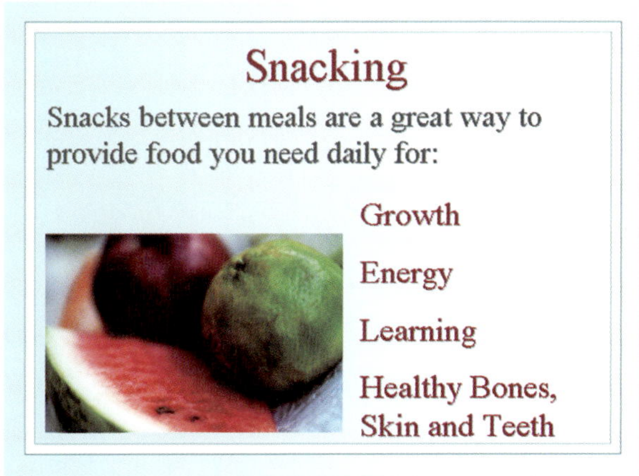
Snacking
Snacks between meals are a great way to provide food you need daily for:
Growth
Energy
Learning
Healthy Bones, Skin and Teeth

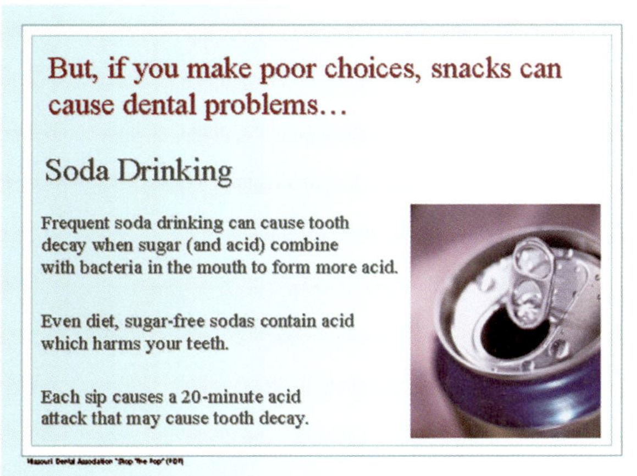
But, if you make poor choices, snacks can cause dental problems...
Soda Drinking
Frequent soda drinking can cause tooth decay when sugar (and acid) combine with bacteria in the mouth to form more acid.
Even diet, sugar-free sodas contain acid which harms your teeth.
Each sip causes a 20-minute acid attack that may cause tooth decay.

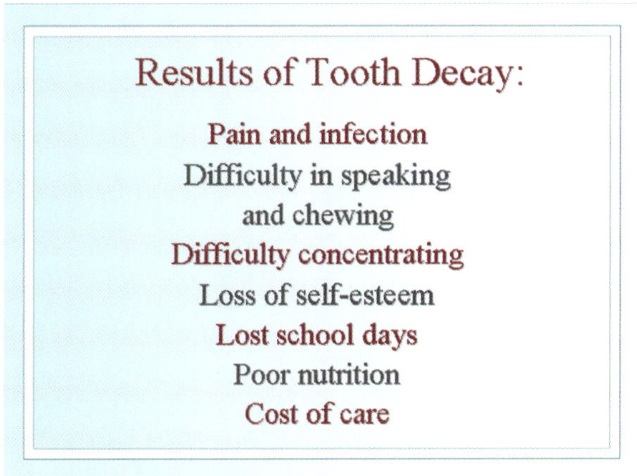
Results of Tooth Decay:
Pain and infection
Difficulty in speaking and chewing
Difficulty concentrating
Loss of self-esteem
Lost school days
Poor nutrition
Cost of care

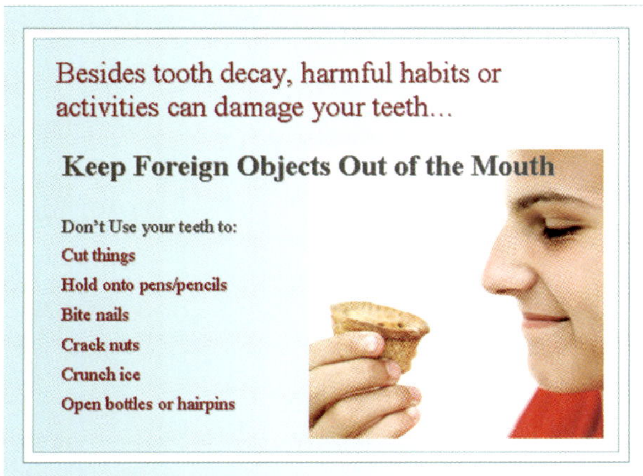
Besides tooth decay, harmful habits or activities can damage your teeth...
Keep Foreign Objects Out of the Mouth
Don't Use your teeth to:
Cut things
Hold onto pens/pencils
Bite nails
Crack nuts
Crunch ice
Open bottles or hairpins

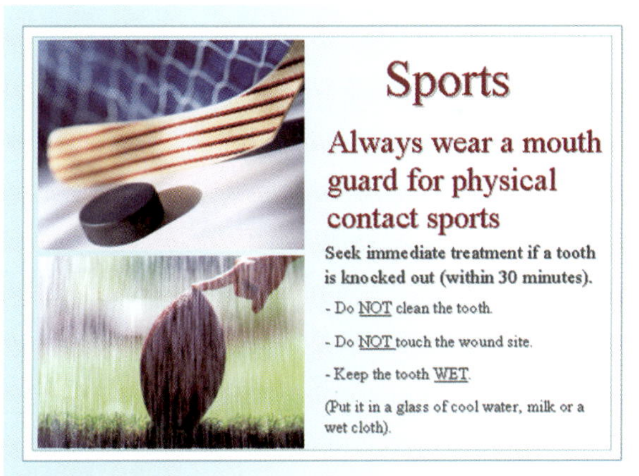
Sports
Always wear a mouth guard for physical contact sports
Seek immediate treatment if a tooth is knocked out (within 30 minutes).
- Do NOT clean the tooth.
- Do NOT touch the wound site.
- Keep the tooth WET.
(Put it in a glass of cool water, milk or a wet cloth).

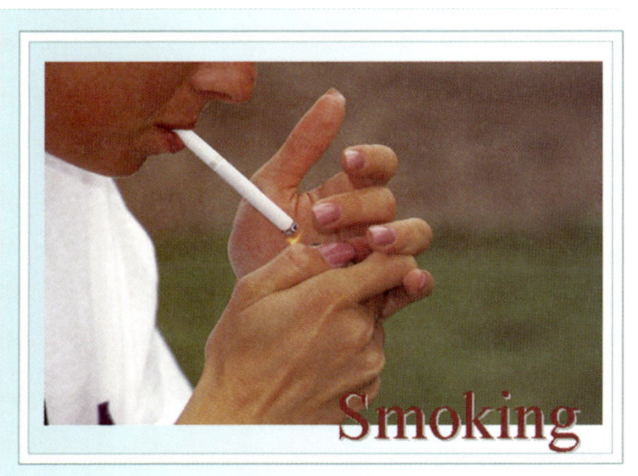
Smoking

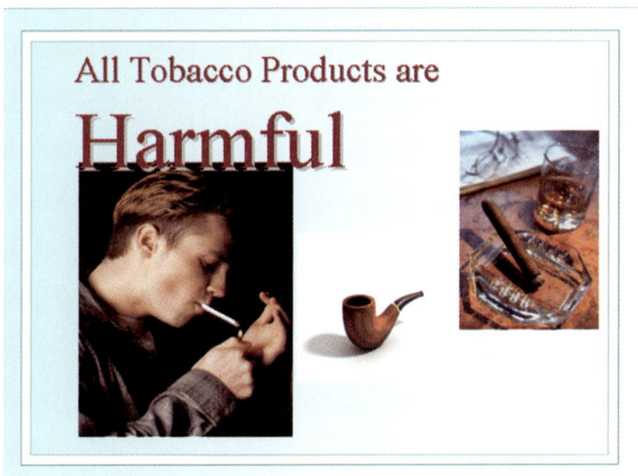
All Tobacco Products are
Harmful

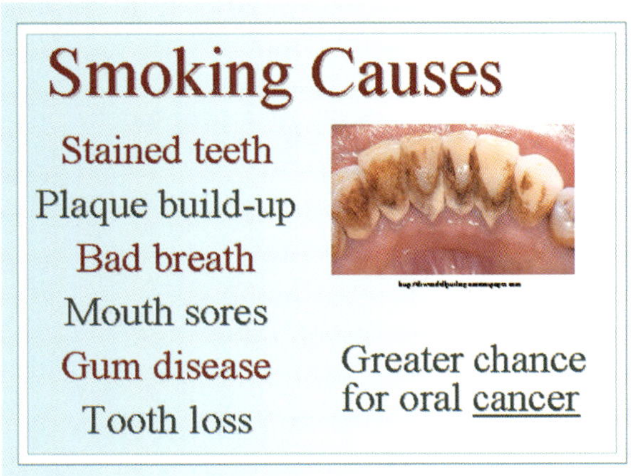
Smoking Causes
Stained teeth
Plaque build-up
Bad breath
Mouth sores
Gum disease
Tooth loss
Greater chance for oral cancer

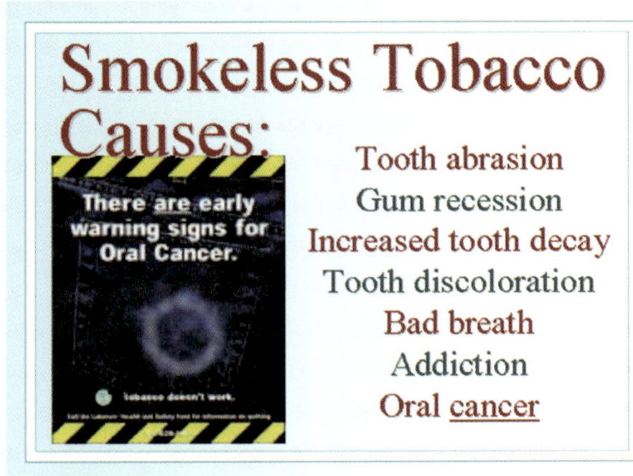
Smokeless Tobacco Causes:
There are early warning signs for Oral Cancer.
Tooth abrasion
Gum recession
Increased tooth decay
Tooth discoloration
Bad breath
Addiction
Oral cancer

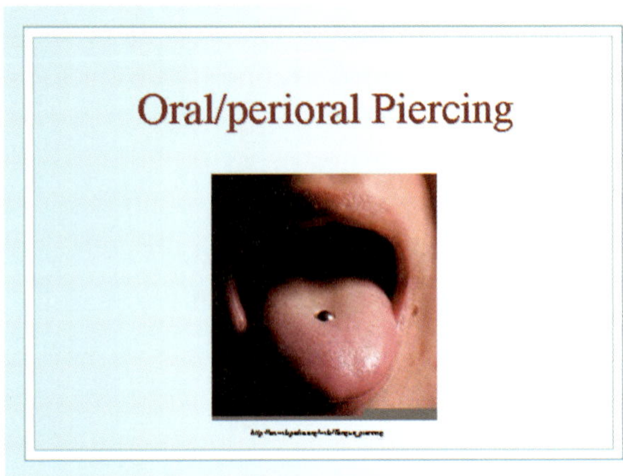
Oral/perioral Piercing

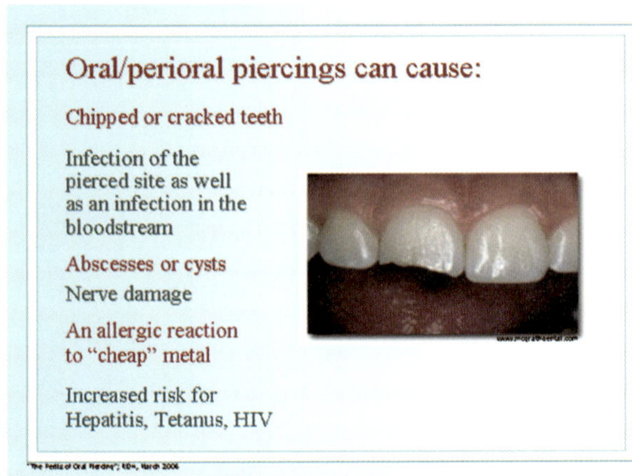
Oral/perioral piercings can cause:
Chipped or cracked teeth
Infection of the pierced site as well as an infection in the bloodstream
Abscesses or cysts
Nerve damage
An allergic reaction to "cheap" metal
Increased risk for Hepatitis, Tetanus, HIV

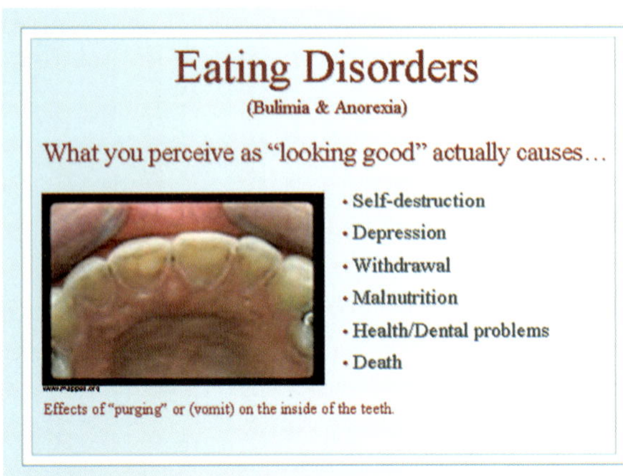
Eating Disorders
(Bulimia & Anorexia)
What you perceive as "looking good" actually causes…
• Self-destruction
• Depression
• Withdrawal
• Malnutrition
• Health/Dental problems
• Death
Effects of "purging" or (vomit) on the inside of the teeth.

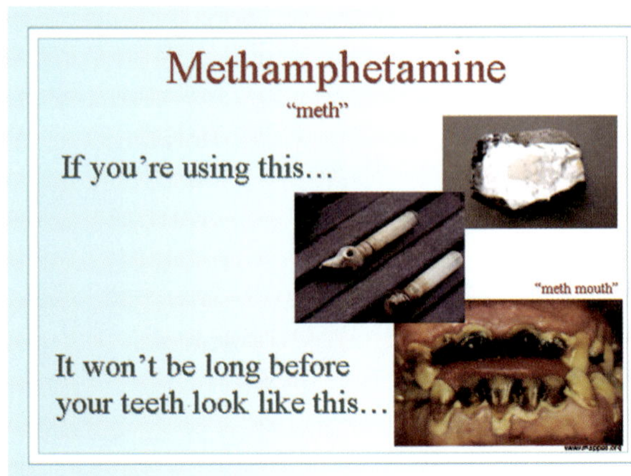
Methamphetamine
"meth"
If you're using this…
"meth mouth"
It won't be long before your teeth look like this…

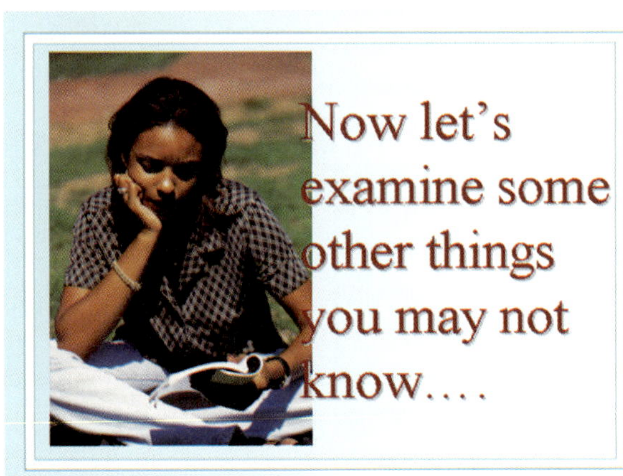
Now let's examine some other things you may not know….

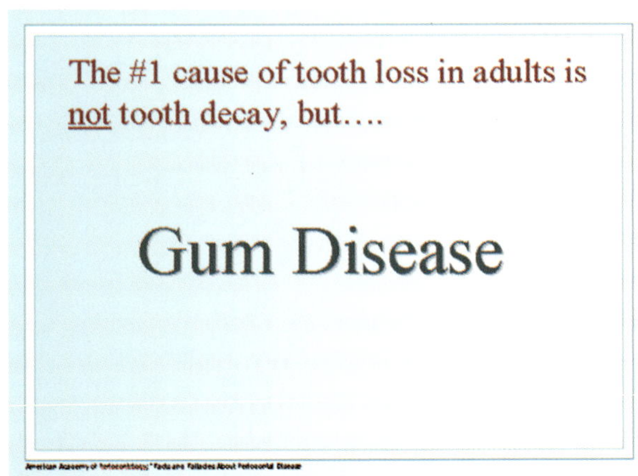
The #1 cause of tooth loss in adults is not tooth decay, but….
Gum Disease

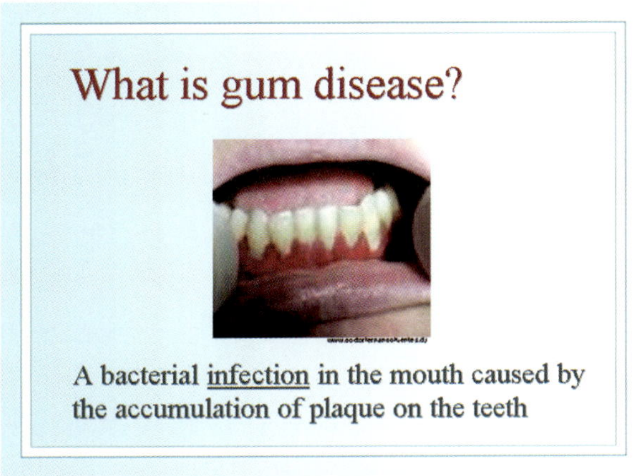
What is gum disease?
A bacterial infection in the mouth caused by the accumulation of plaque on the teeth

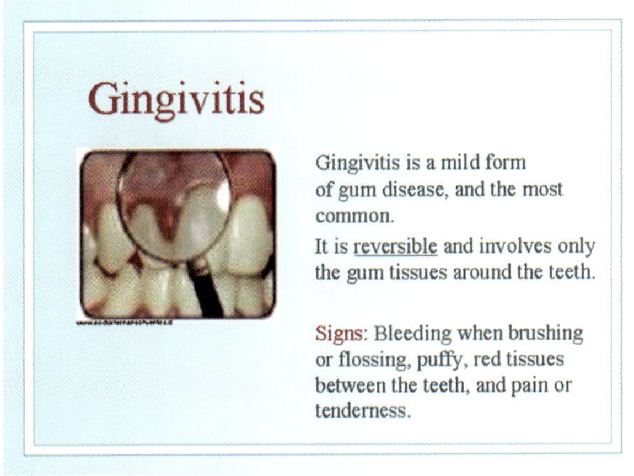
Gingivitis
Gingivitis is a mild form of gum disease, and the most common.
It is reversible and involves only the gum tissues around the teeth.
Signs: Bleeding when brushing or flossing, puffy, red tissues between the teeth, and pain or tenderness.

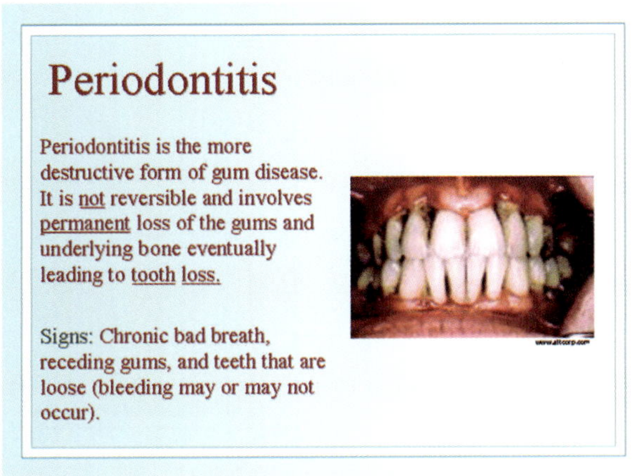
Periodontitis
Periodontitis is the more destructive form of gum disease.
It is not reversible and involves permanent loss of the gums and underlying bone eventually leading to tooth loss.
Signs: Chronic bad breath, receding gums, and teeth that are loose (bleeding may or may not occur).

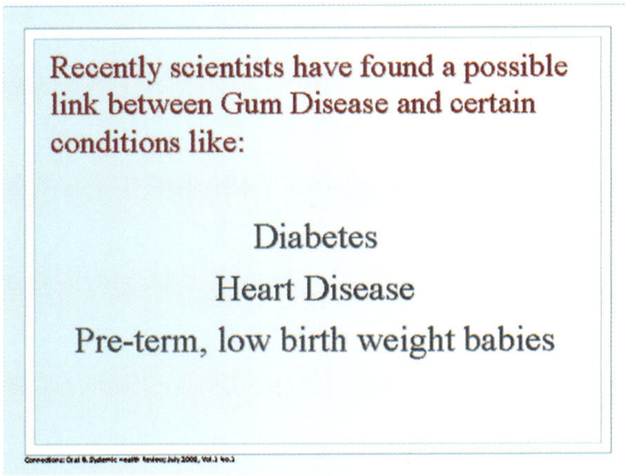
Recently scientists have found a possible link between Gum Disease and certain conditions like:
Diabetes
Heart Disease
Pre-term, low birth weight babies

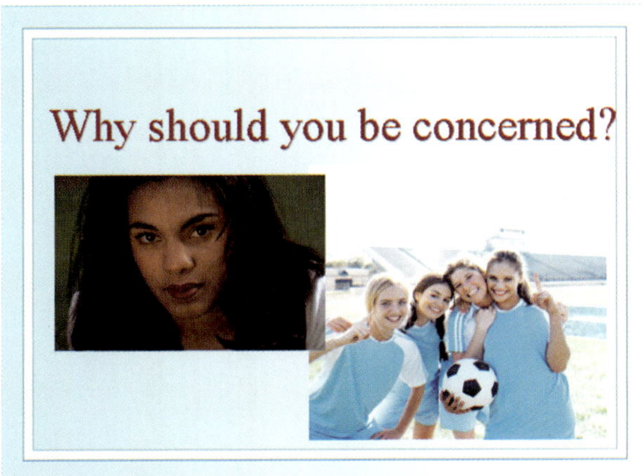
Why should you be concerned?

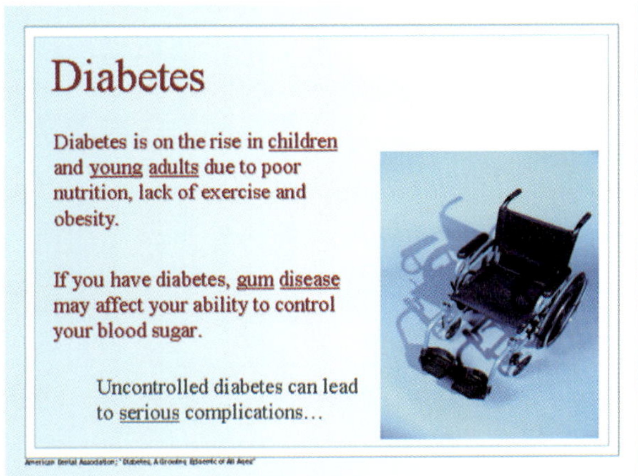
Diabetes
Diabetes is on the rise in children and young adults due to poor nutrition, lack of exercise and obesity.
If you have diabetes, gum disease may affect your ability to control your blood sugar.
Uncontrolled diabetes can lead to serious complications…

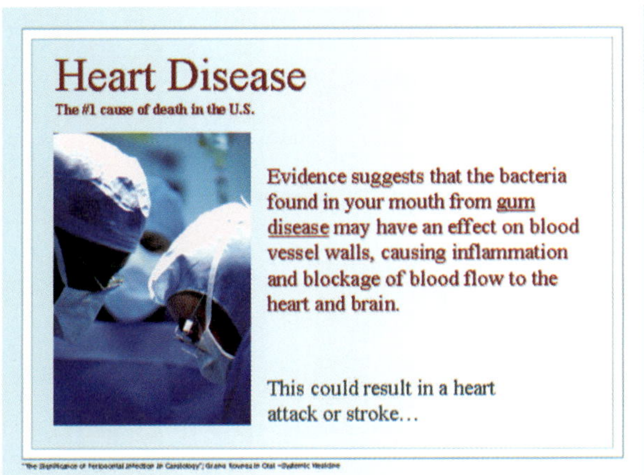
Heart Disease
The #1 cause of death in the U.S.
Evidence suggests that the bacteria found in your mouth from gum disease may have an effect on blood vessel walls, causing inflammation and blockage of blood flow to the heart and brain.
This could result in a heart attack or stroke…

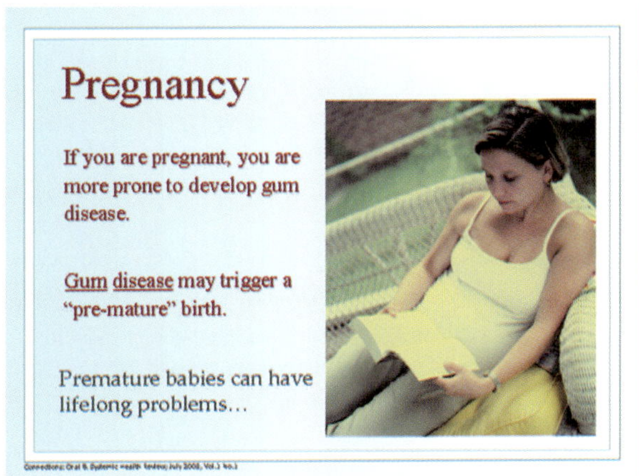
Pregnancy
If you are pregnant, you are more prone to develop gum disease.
Gum disease may trigger a "pre-mature" birth.
Premature babies can have lifelong problems…

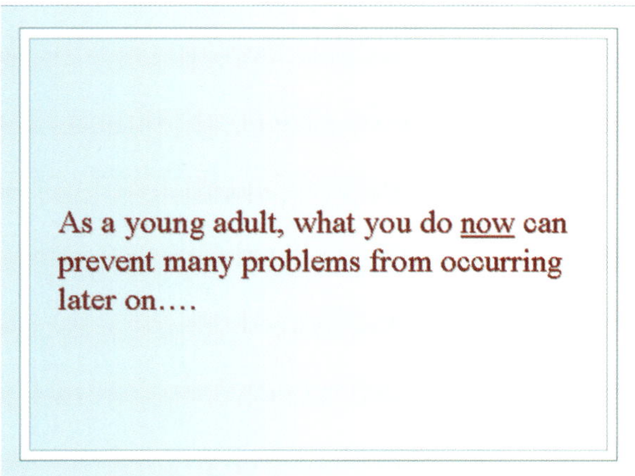
As a young adult, what you do now can prevent many problems from occurring later on....

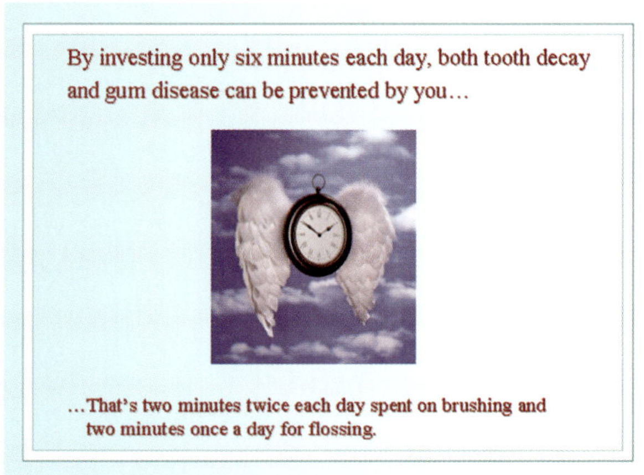
By investing only six minutes each day, both tooth decay and gum disease can be prevented by you…
…That's two minutes twice each day spent on brushing and two minutes once a day for flossing.

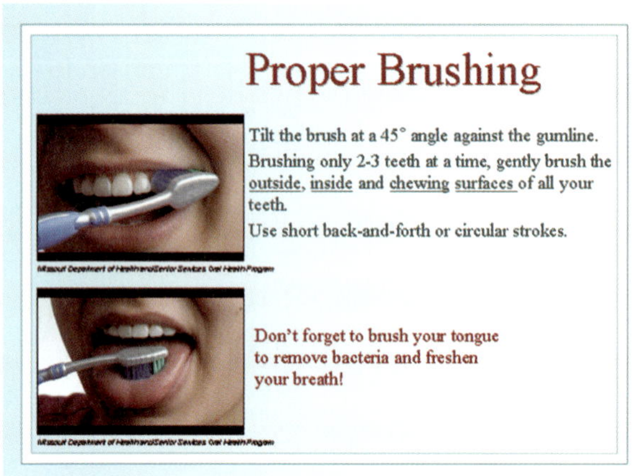
Proper Brushing
Tilt the brush at a 45° angle against the gumline.
Brushing only 2-3 teeth at a time, gently brush the outside, inside and chewing surfaces of all your teeth.
Use short back-and-forth or circular strokes.
Don't forget to brush your tongue to remove bacteria and freshen your breath!

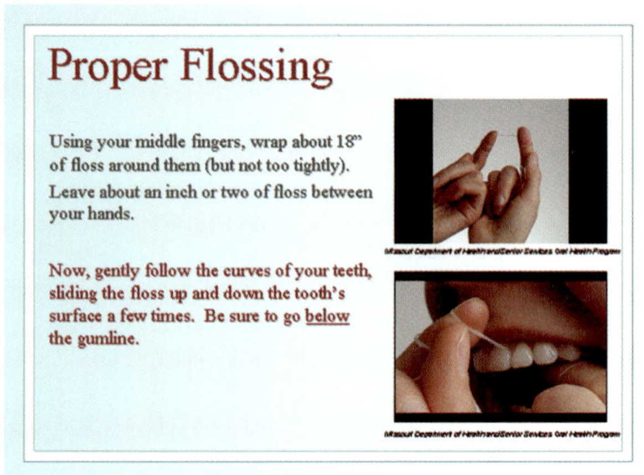
Proper Flossing
Using your middle fingers, wrap about 18" of floss around them (but not too tightly).
Leave about an inch or two of floss between your hands.
Now, gently follow the curves of your teeth, sliding the floss up and down the tooth's surface a few times. Be sure to go below the gumline.

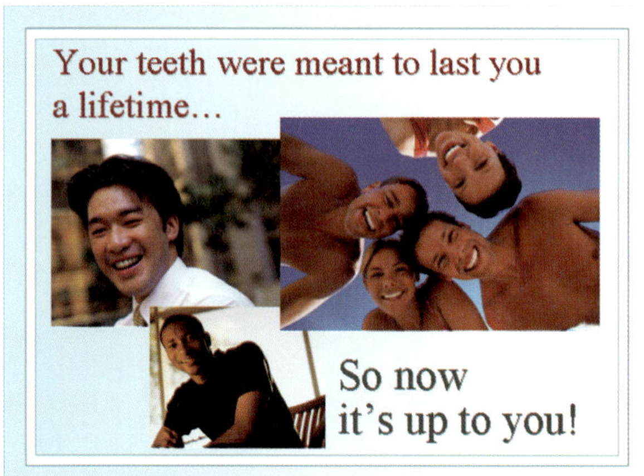
Your teeth were meant to last you a lifetime…
So now it's up to you!

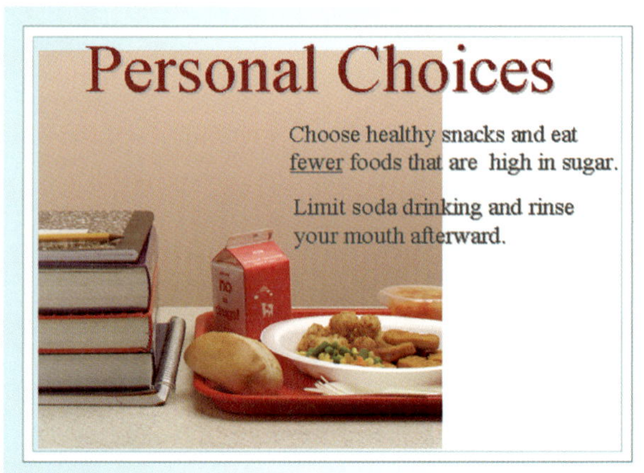
Personal Choices
Choose healthy snacks and eat fewer foods that are high in sugar.
Limit soda drinking and rinse your mouth afterward.

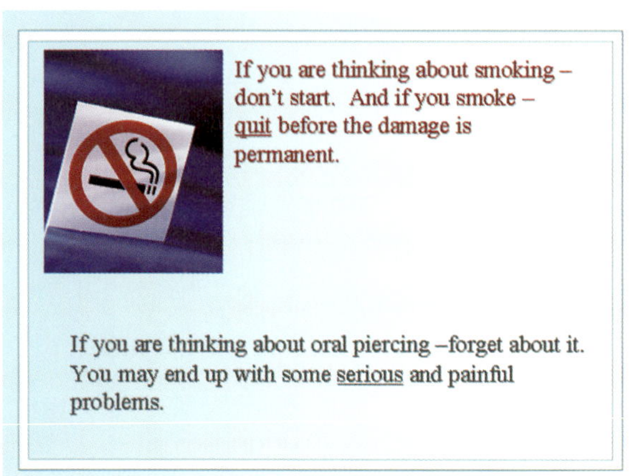
If you are thinking about smoking – don't start. And if you smoke – quit before the damage is permanent.
If you are thinking about oral piercing –forget about it. You may end up with some serious and painful problems.

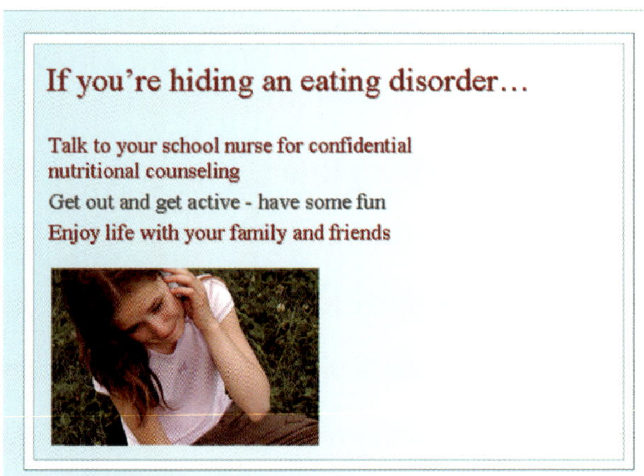
If you're hiding an eating disorder…
Talk to your school nurse for confidential nutritional counseling
Get out and get active - have some fun
Enjoy life with your family and friends

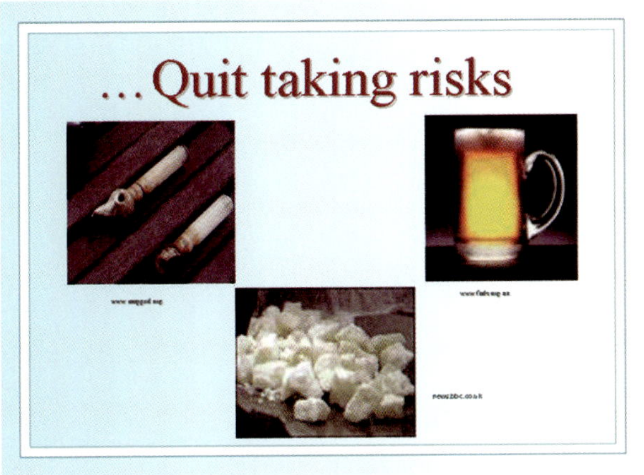
...Quit taking risks

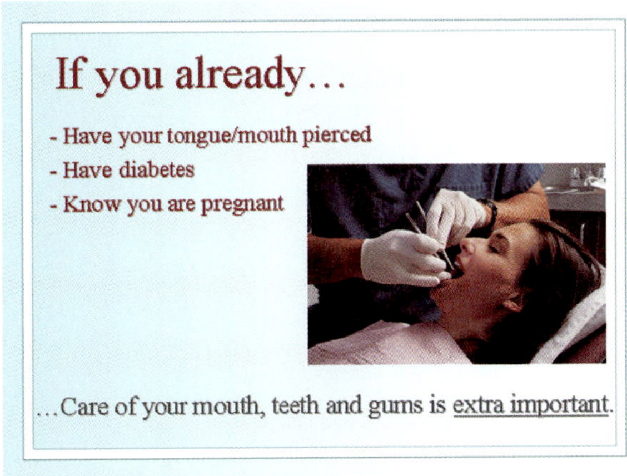
If you already...
- Have your tongue/mouth pierced
- Have diabetes
- Know you are pregnant
...Care of your mouth, teeth and gums is extra important.

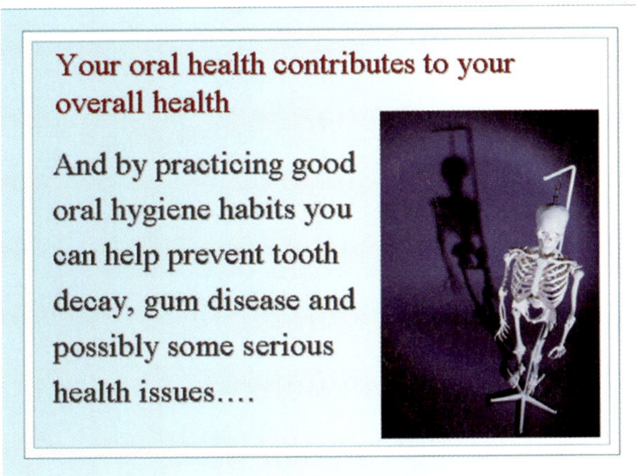
Your oral health contributes to your overall health
And by practicing good oral hygiene habits you can help prevent tooth decay, gum disease and possibly some serious health issues....

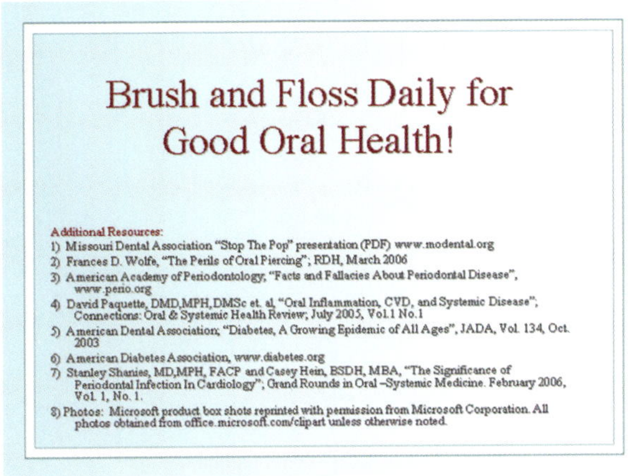
Brush and Floss Daily for Good Oral Health!
Additional Resources:
1) Missouri Dental Association "Stop The Pop" presentation (PDF) www.modental.org
2) Frances D. Wolfe, "The Perils of Oral Piercing"; RDH, March 2006
3) American Academy of Periodontology, "Facts and Fallacies About Periodontal Disease", www.perio.org
4) David Paquette, DMD,MPH,DMSc et. al, "Oral Inflammation, CVD, and Systemic Disease"; Connections: Oral & Systemic Health Review; July 2005, Vol.1 No.1
5) American Dental Association; "Diabetes, A Growing Epidemic of All Ages", JADA, Vol. 134, Oct. 2003
6) American Diabetes Association, www.diabetes.org
7) Stanley Shanies, MD,MPH, FACP and Casey Hein, BSDH, MBA, "The Significance of Periodontal Infection In Cardiology"; Grand Rounds in Oral –Systemic Medicine. February 2006, Vol. 1, No. 1.
8) Photos: Microsoft product box shots reprinted with permission from Microsoft Corporation. All photos obtained from office.microsoft.com/clipart unless otherwise noted.

4) 교육매체제작 융판

(1) 융판 교육매체제작활용

1. 매체 선정	융판을 활용한 교육매체제작
2. 목표	① 치주병 원인 ② 치주병 진행과정 ③ 치주병 예방법
3. 제작 소요시간	3주
4. 기구 및 재료	① 하드보드지 ② 합판 ③ 융(펠트천) ④ 우드락 ⑤ 우드락 본드 ⑥ 찍찍이 ⑦ 부직포
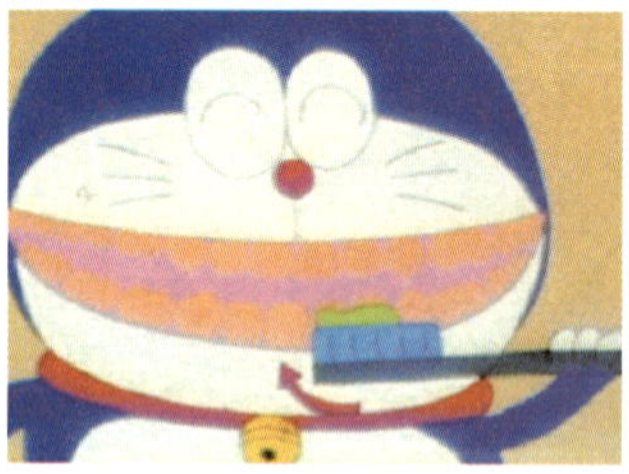 완성된 융판 매체	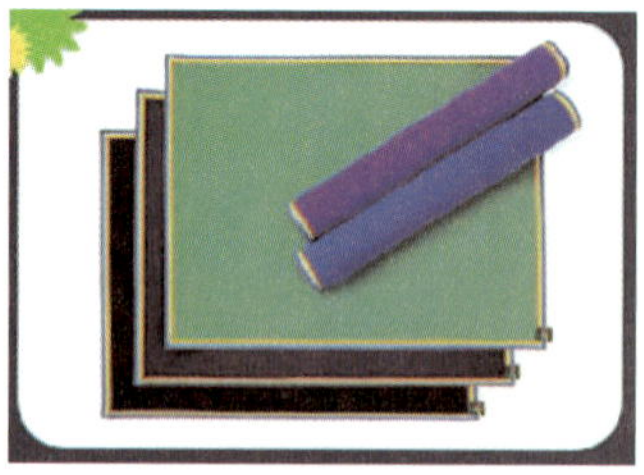 융판 1 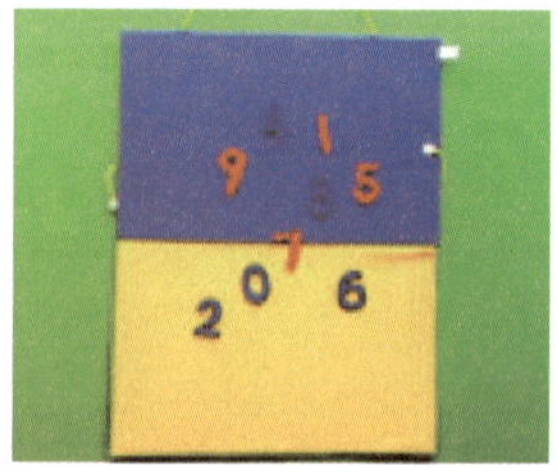 융판 2
5. 교육매체 제작과정	1) 1단계 : 학습내용과 목표의 분석 2) 2단계 : 표현 방법의 구상 - 주어진 내용 묘사 및 배열 방법, 그림과 글자 구성방법, 색상결정방법 3) 3단계 : 제작기법의 결정 ① 하드보드지를 60×90cm로 자른다. ② 하드보드지 위에 우드락을 접착제(우드락 본드)로 붙인다. ③ 다시 우드락 위에 하드보드지를 접착제로 붙인다. ④ 하드보드지 위에 부직포를 붙인다.(부직포로 색효과를 낼 때는 다른 색상의 부직포를 자른다.) ⑤ 융판 위에 제시할 시각자료를 만든다. ⑥ 시각자료 뒷면에 찍찍이를 우드락 본드로 붙인다. 힘이 강하여 작은 크기로 잘라서 부착시켜도 자료를 붙여줄 수 있다. ⑦ 교실 뒤쪽에서도 잘 볼 수 있도록 자료가 커야 한다. ⑧ 완성된 자료를 주제별로 봉투에 과목명, 단원명, 제목, 대상자 및 매수 등을 기입하여 보관한다.
6. 교육매체 사용시 유의사항	① 융판 자료가 적합하고 효과가 크다고 생각될 때 이용한다. ② 변화있게 제시하는 것이 좋으며, 시간을 주어 내용을 이해하도록 한다. ③ 한번에 하나씩 단일주제를 보여 주는 것이 좋다. ④ 직사광선을 쬐지 않는 쪽에 설치한다. ⑤ 융판을 약간 경사지게 뒤로 비스듬히 설치한다. ⑥ 융판의 설치높이는 학생들의 눈높이에 맞춘다. ⑦ 자료가 잘 붙지 않는 경우에는 스카치 테잎이나 매스킹 테잎으로 융에 붙은 잡풀을 제거하고 머리빗는 솔이나 손톱으로 누워있는 융의 털을 긁어준다.
7. 융판자료의 활용	① 융판자료의 활용기회를 학습자에게 많이 주어 교육의 효과를 극대화한다. ② 녹음자료와 함께 사용한다.

5) 괘도 교육매체제작활용

1. 매체 선정	괘도를 활용한 교육매체 제작
2. 목표	① 치아에 이로운 음식 ② 치아에 해로운 음식
3. 제작 소요시간	3주
4. 기구 및 재료	① 2절지 전지(544×788) ② 스케치북 ③ 포스터칼라 ④ 붓 ⑤ 물통
5. 교육매체 제작과정	1) 1단계 : 학습내용과 목표의 분석 2) 2단계 : 표현 방법의 구상 - 주어진 내용 묘사 및 배열 방법, 그림과 글자 구성방법, 색상결정방법 3) 3단계 : 제작기법의 결정 ① 그림을 스케치한다.(도안을 작성한다.) ② 한장에는 단일주제만을 담는 것이 바람직하다. ③ 도안작성시 : 복사기, 투시물 환등기와 컴퓨터 사용 ④ 종이의 두께는 적절해야 하는데 120g/㎡의 모조지나 캔트지류가 가장 적절하다. 자료는 모든 사람이 동시에 볼 수 있도록 커야 한다. 크지 못하면 슬라이드나 투시물 자료를 만들어 확대한다. ⑤ 위쪽은 묶기 위해서 5~7cm, 하단과 좌우에는 각각 5cm 정도씩 남겨둔다. 자주 쓰는 자료는 코팅을 하거나 그림의 뒷면 가장자리를 한지로 굽도리 해준다. ⑥ 표지를 만들어 내용과 주제별로 구분하여 괘도철에 15~30장씩 묶어 사용한다.
6. 교육매체 사용시 유의사항	① 교실의 뒤쪽이나 가장자리에 앉은 학생이 잘 볼 수 있도록 한다. ② 사용할 괘도 수업시간 중간에 설명이 필요한 부분에서 펼쳐 사용한다. ③ 학생들이 내용을 이해하고 생각할 수 있도록 시간적인 여유를 준다. ④ 괘도의 내용을 보충하는 다른 교수매체가 필요할 때에는 수업전에 준다. ⑤ 내용의 변경, 정보의 수정이 요구되는 자료는 즉시 수정, 보완한다. ⑥ 교사는 정보를 암시하는 큐를 제공하고 내용과 관계가 있는 질문을 한다. ⑦ 주어진 시간에 제시하는 자료의 수를 제한한다. ⑧ 학생들은 쳐다보면서 이야기하고 학생의 시야를 가로막아서는 안된다.
7. 융판자료의 활용	① 제작방법이 용이하고 어디서든지 사용할 수 있다. ② 그림이나 글로 요약, 확대하여 제시함으로써 이해를 도울 수 있다. ③ 쉽게 자료를 수집할 수 있고 제작비용이 저렴하다. ④ 학생들의 주의집중과 학습에 대한 흥미유발도 높아지게 된다.

6) 리플렛 교육매체 활용

리플렛

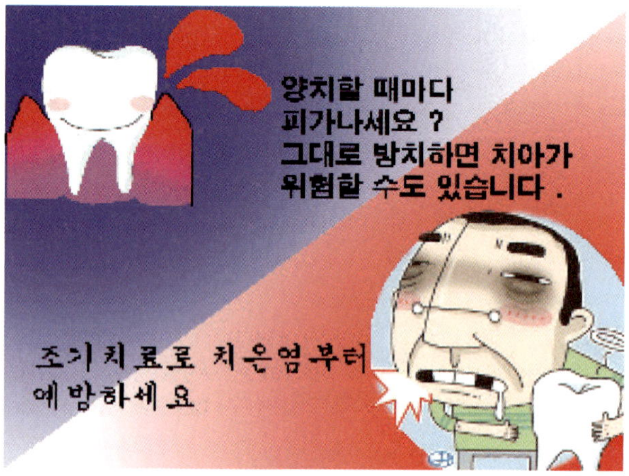

<치주염이 뭔가요?>

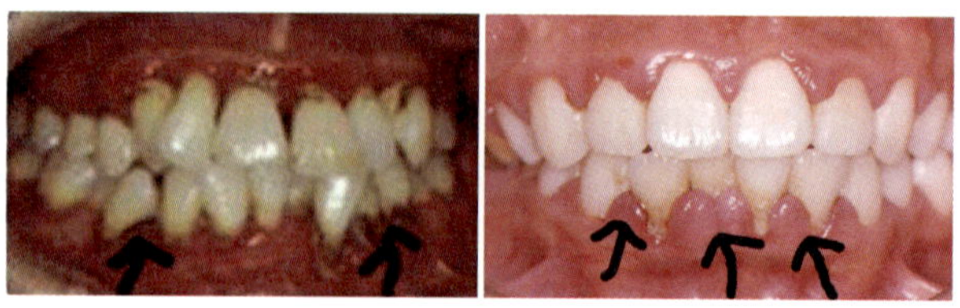

치주염은 치아를 둘러싸고 있는 잇몸을 포함한 치아주위 조직(치조골, 치주인대, 백악질 등)에 생긴 염증으로 치태(Microbial plaque)내의 세균 및 독소에 의해 발생되는 급성 또는 만성으로 염증이 생기는 질환입니다.

치주염을 치료하지 않고 방치하면 치조골 등의 급속한 파괴로 치아를 지 하고 있는 치주조직이 서서히 파괴되어서 이가 흔들리게 되고 끝내 빠져 버리는 질환입니다.

치주염은 관용어이며 흔히 '풍치라고 하는데, '치주질환', 혹은 '치주병'이라고도 불리웁니다.

<치주염은 왜 발생하나요?>

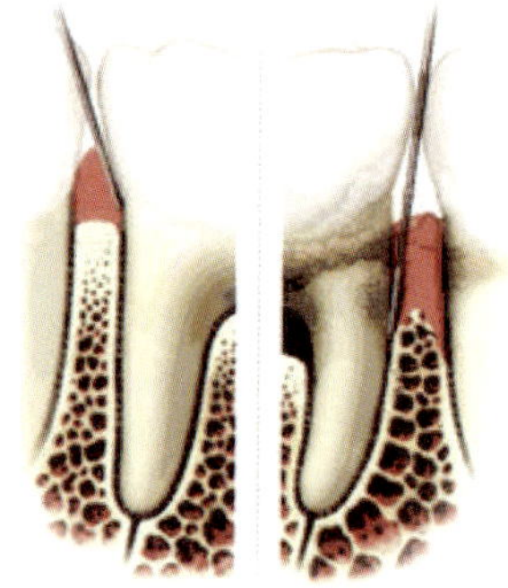

치주질환의 가장 큰 원인은 구강 내 위생상태의 불량에 있습니다. 치주염을 일으키는 대표적인 원인은 프라그(치태)입니다.

프라그란, 치아의 표면에 지속적으로 형성되는 끈적하고 색깔이 없는 세균덩어리입니다. 이 프라그는 잇몸을 자극하는 독소를 생성하여 잇몸에 출혈과 염증을 일으키게 합니다. 입안을 불결하게 방치해 두면 다른 요소들과 결합하여 치석이라는 거칠고 딱딱한 층을 형성합니다. 이러한 치석은 잇몸 위에서 침착되기 시작하여 잇몸 밑으로 점점 내려가면서 잇몸에 염증을 일으키기 시작하거나 이로 인해 그 곳에서 증식된 세균으로부터 나오는 독소라든가 산소의 자극으로 잇몸에 염증을 악화시킵니다.

치주염이 진행되면 주머니 형태의 병소(치주낭이라고 함)를 형성하게 되고, 이 치주낭이 깊어지면 치아를 지지하는 치조골의 파괴를 야기하게 됩니다. 결국 치아를 잃게 되는 것입니다.

그러나 다음과 같은 것들도 잇몸의 건강을 해칠 수 있습니다.

♥ **흡연 :** 흡연은 치주염을 악화시키고, 치료 후에도 치료부위가 아무는 것을 방해합니다.

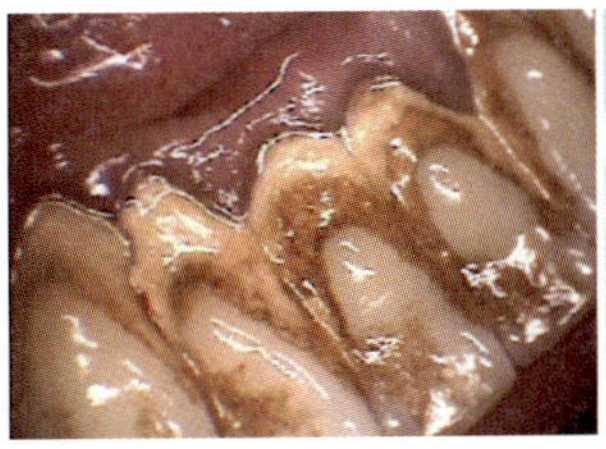

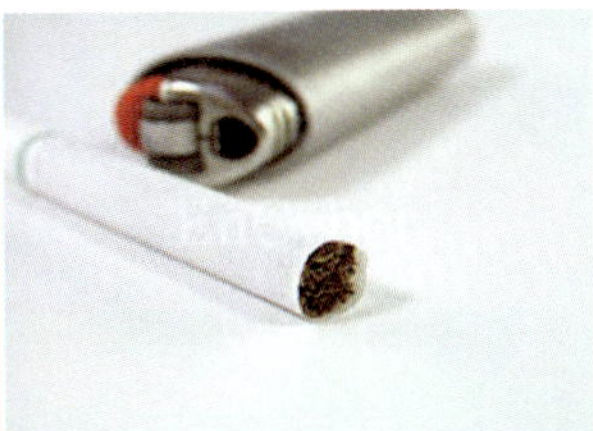

♥ **임신과 사춘기 :** 임신과 사춘기의 호르몬 변화로 인하여 치주조직의 염증이 심해질 수 있습니다. 그러므로 임신 전에 잇몸의 염증을 치료하는 것이 좋습니다.

<치주염은 어떤 증상이 있나요?>

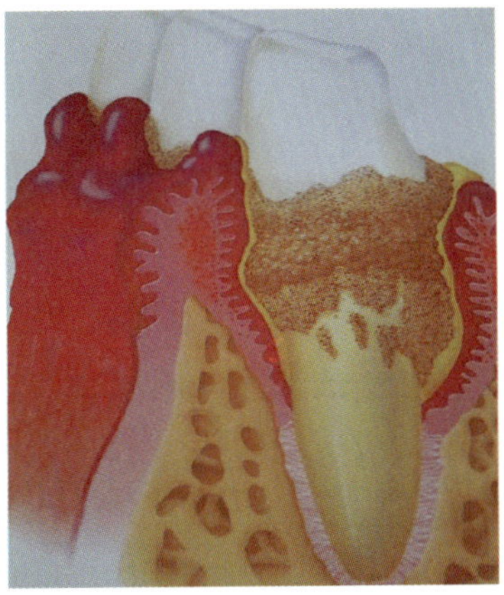

잇몸은 담홍색을 띠며 치아와 치조골에 단단하게 붙어있다. 치주염 초기에는 대부분 자각 증상 없이 진행되다가, 중기나 말기에 여러 가지 증상들이 나타나게 됩니다. 잇몸과 치아가 맞닿는 치아의 치경부에 치석이 부착되면 치석에 있는 세균이 잇몸에 염증을 일으키기 시작한다. 이 염증이 계속 진행되어 치아의 치경부가 빨강색으로 부어오르면서 고름이 나오고 입냄새가 심하게 나기 시작하며 양치질시 피가 나오게 된다. 이와 동시에 치조골이 녹아 없어지게 되어 결국은 치아를 뽑게 된다.

<치주염은 어떻게 치료하나요?>

♡ 스케일링

잇몸염증을 유발하는 치석, 음식물 찌꺼기, 외인성 색소들을 제거하고 치아 표면을 깨끗하게 연마하는 것을 말합니다.

♡ 일반적인 치주수술

치주질환을 야기하는 원인(치태, 치석)을 잇몸수술을 통해 제거하는 치료법을 말합니다. 여기에는 치주소파술, 치은판막 소파술등의 치료 방법 등이 있습니다.

♡ 조직유도 재생술

특수한 재료를 사용하여 치조골 재생을 도와주는 시술식입니다. 그러나 항상 가능한 방법은 아니며, 적절한 적응증에 한하여 시술이 가능합니다.

♡ 인공치아매식술

치아를 상실한 경우 인공치아(임플란트)를 식립하여 상실된 치아를 수복하는 방법입니다

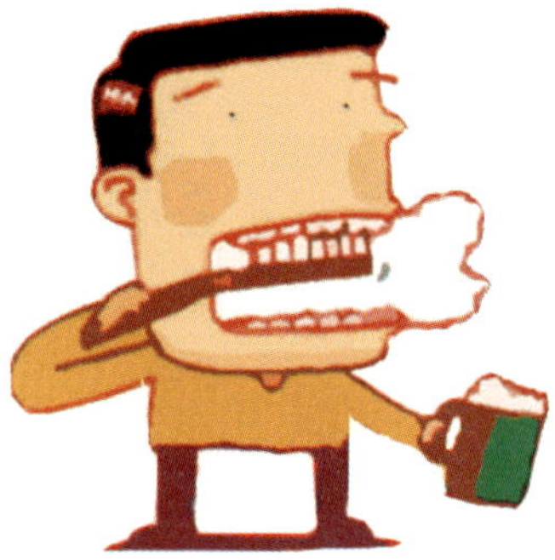

<치주염을 예방할 방법은 뭘까요?>

♥ 적어도 하루에 2번 이상은 칫솔질을 하세요.

프라그를 제거하기 위해서는 치아의 바깥쪽과 안쪽 씹는 면을 잘 닦아야 합니다. 부드럽고 상태가 좋은 칫솔을 사용하시오.

♥ 매일 치실을 사용하세요.

치실은 칫솔이 닿지 않는 잇몸 경계의 아래와 치아 사이의 플라그를 제거합니다.

♥ 균형있는 식생활을 유지하세요.

특히 비타민C를 충분히 섭취하고 단 음식이나 간식을 피하십시오.

♥ 치과 정기검진을 게을리 하지 마세요.

치주질환의 원인은 다양하기 때문에 증상이 없더라도 1년에 2번 이상 정기검진을 받는 것이 중요합니다.

♥ 스케일링을 하세요.

이 치료는 치주질환의 예방과 치료에 가장 좋은 방법입니다.

<자가진단 check!>

① 담배를 피세요?
Yes　　No

② 이를 닦을 때는 위아래로 닦으세요?
Yes　　No

③ 칫솔질을 할 때마다 피가 나세요?
Yes　　No

④ 잇몸이 붓거나 만지면 아픈 적이 있으세요?
Yes　　No

⑤ 충치예방을 위해 일정 농도의 불소가 들어 있는 물을 섭취하세요?
Yes　　No

⑥ 이가 들뜬 느낌이 든 적이 있으세요?
Yes　　No

⑦ 입냄새가 심하게 나세요?
Yes　　No

⑧ 잇몸에서 고름이 난 적이 있으세요?
Yes　　No

⑨ 구강보조용품을 사용해보신적이 있으세요?
Yes　　No

⑩ 6개월마다 정기적으로 치과를 찾아가세요?
Yes　　No

위의 증상중 하나라도 느껴 보신 적이 있으면 즉시 치과의사와 상담해 보십시오. 그러나 잇몸질환은 특별한 증상이 없이 진행되는 경우도 많기 때문에 정기적인 구강검진이 누구에게나 필요합니다.

유아구강보건교육 시 동기부여를 위한 매체 제작

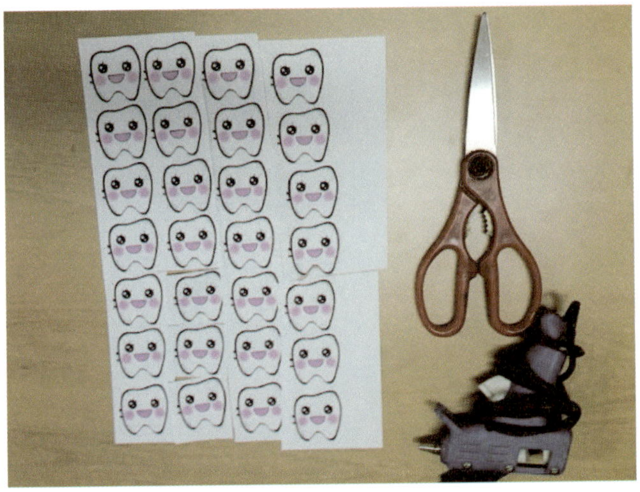

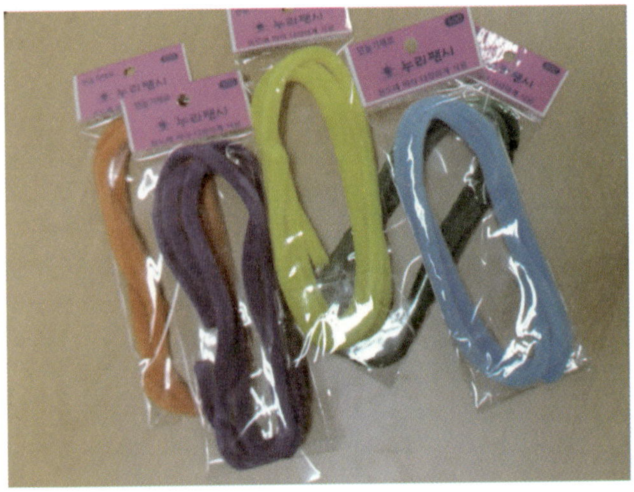

◆ 준비물 : 치아모형 프린트, 털모루, 가위, 글루건

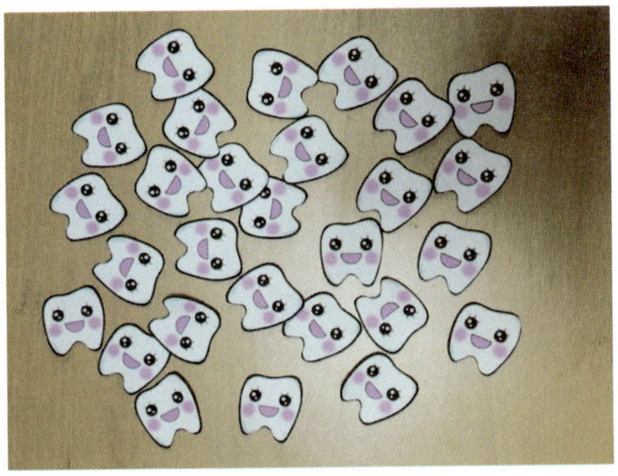

1 프린트한 치아모양을 크기에 맞게 자른다.

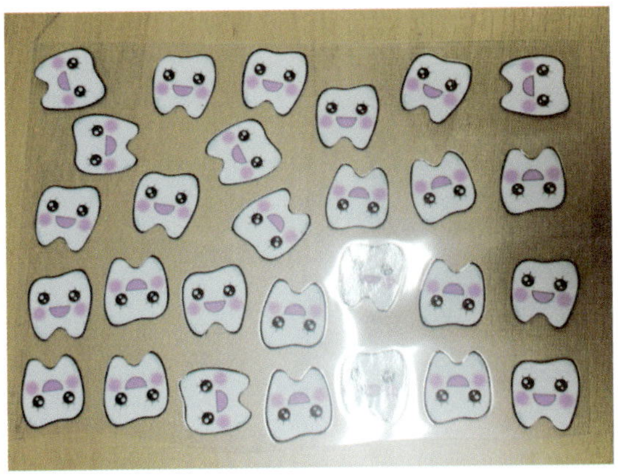

2 자른 치아모형을 코팅해준 뒤 날카로운 부분이 없도록 모양에 맞게 자른다.

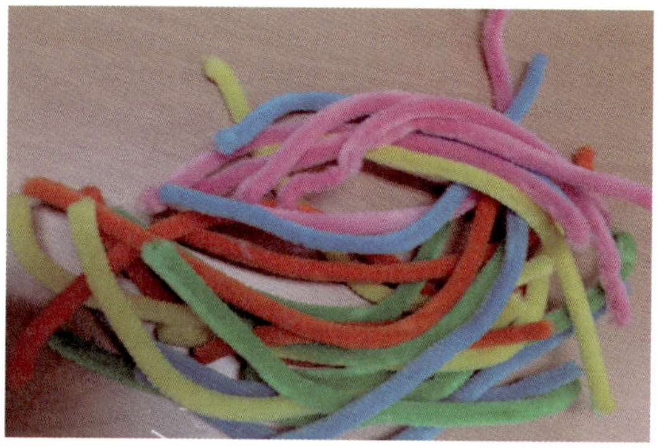

3 털모루를 아이의 손목 크기를 생각해서 잘라준다.

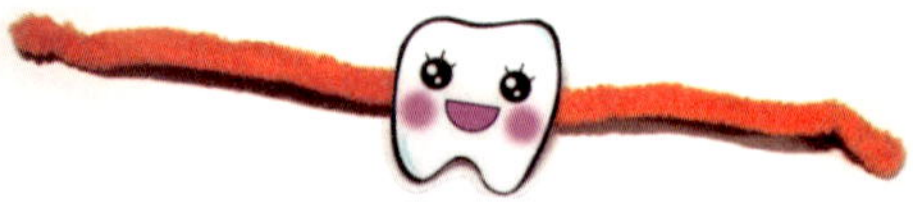

4 글루건으로 털모루와 치아모형을 떨어지지 않게 고정시켜 준다.

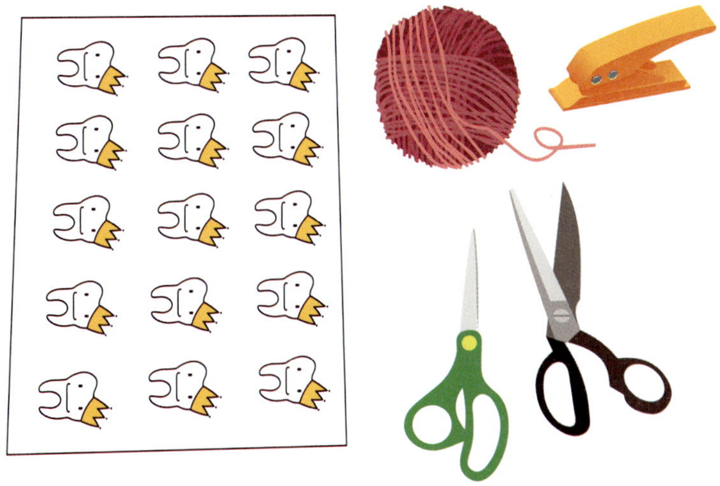

◆ 준비물 : 치아모양 프린트, 뜨개질 실, 가위, 펀치기, 코팅지

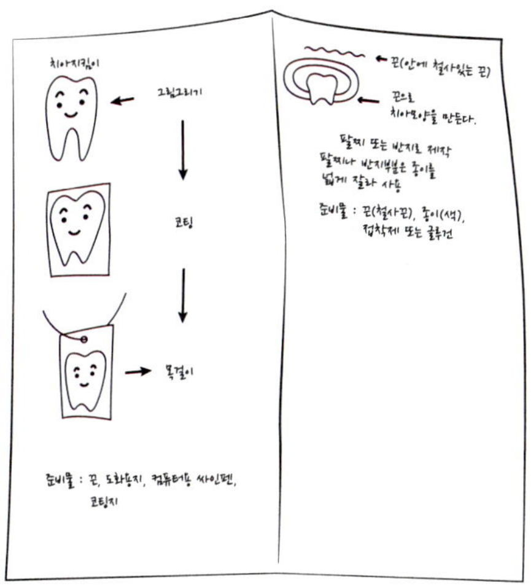

1 구상을 한다.

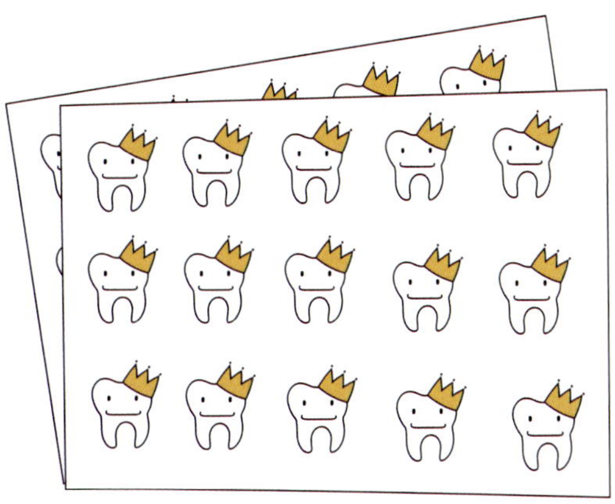

2 치아 캐릭터를 운생 수 만큼 도안하여 그린다.

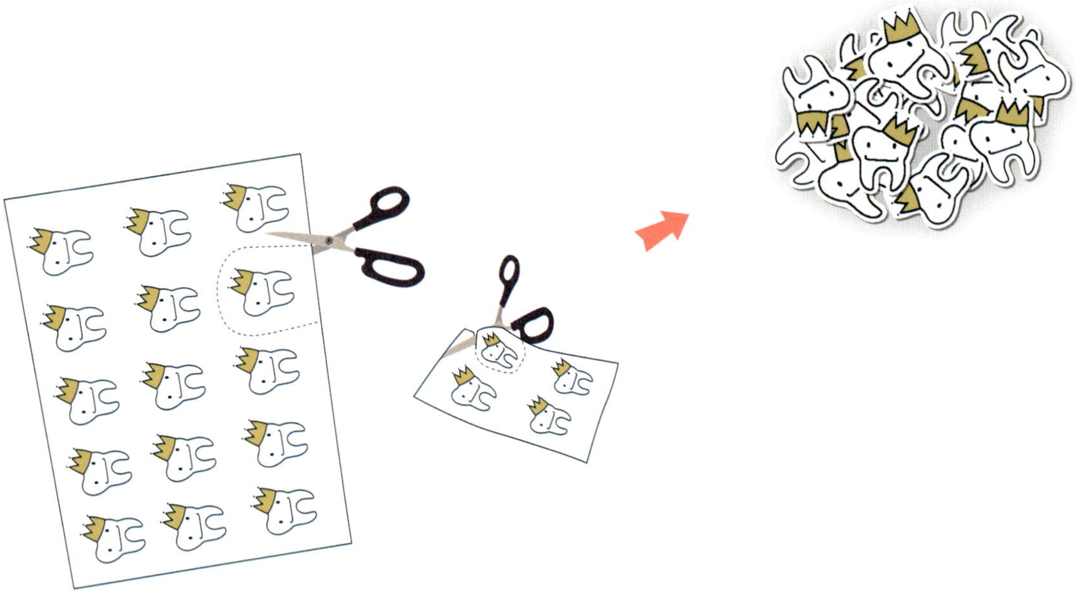

3 가위로 적절한 크기에 맞게 오린다.

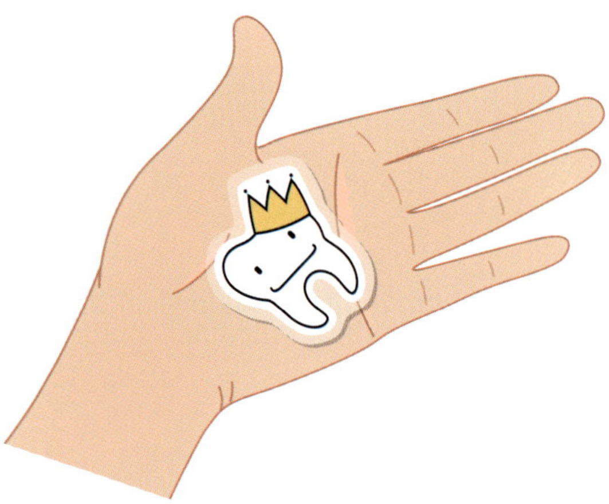

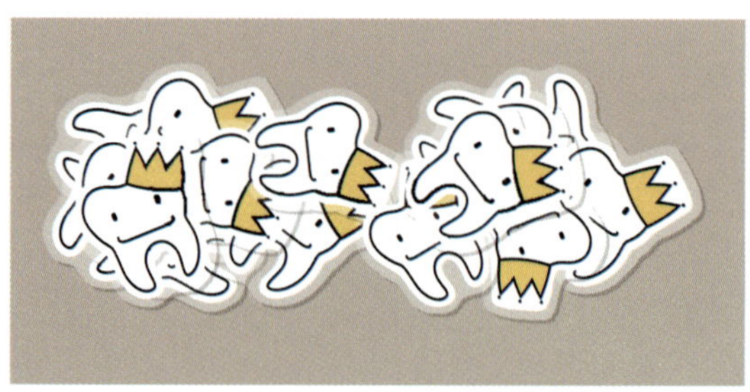

4 코팅을 한 뒤 한 캐릭터씩 오린다.

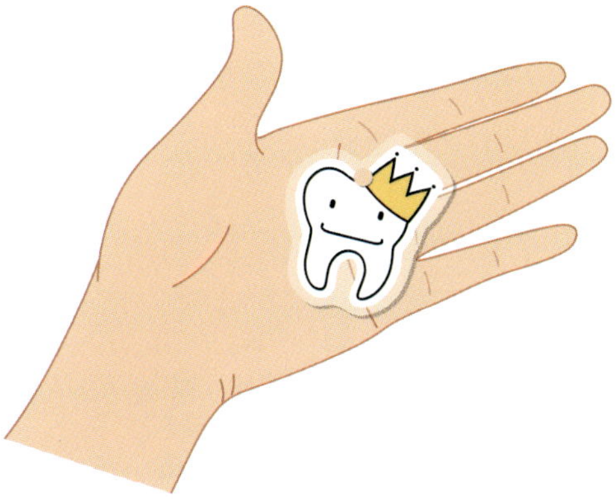

5 편치기로 적절한 위치에 구멍을 뚫는다.

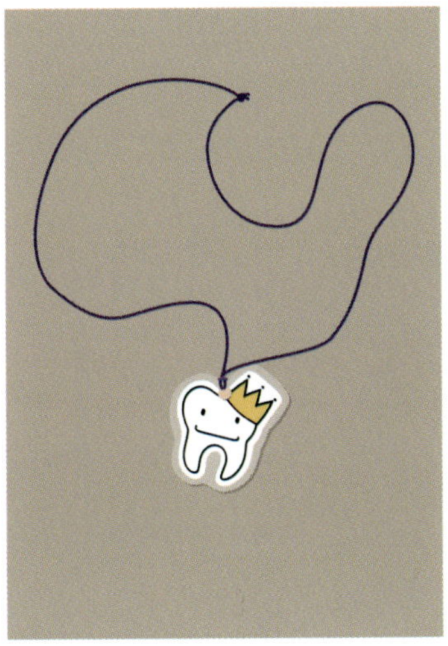

5 실을 적당한 길이로 자른뒤 구멍에 끼워 고정시킨다.

융판 제작과정

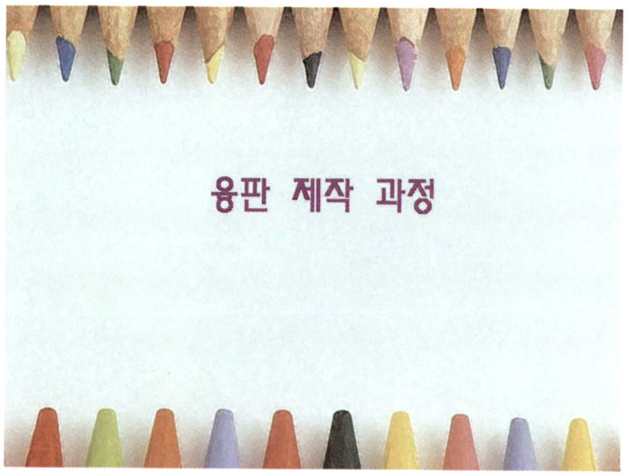
융판 제작 과정

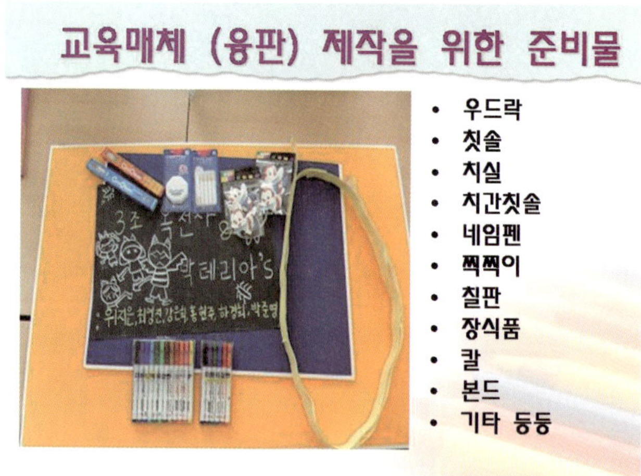
교육매체 (융판) 제작을 위한 준비물
• 우드락
• 칫솔
• 치실
• 치간칫솔
• 네임펜
• 찍찍이
• 칠판
• 장식품
• 칼
• 본드
• 기타 등등

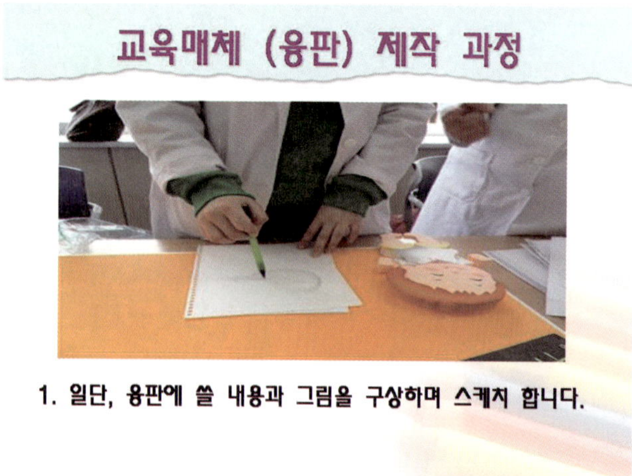
교육매체 (융판) 제작 과정
1. 일단, 융판에 쓸 내용과 그림을 구상하며 스케치 합니다.

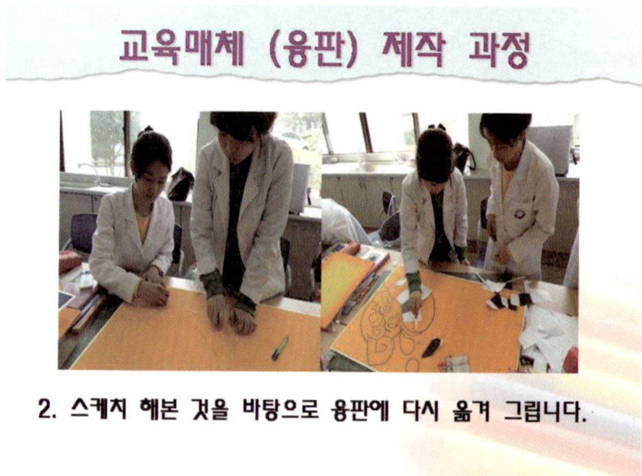
교육매체 (융판) 제작 과정
2. 스케치 해본 것을 바탕으로 융판에 다시 옮겨 그립니다.

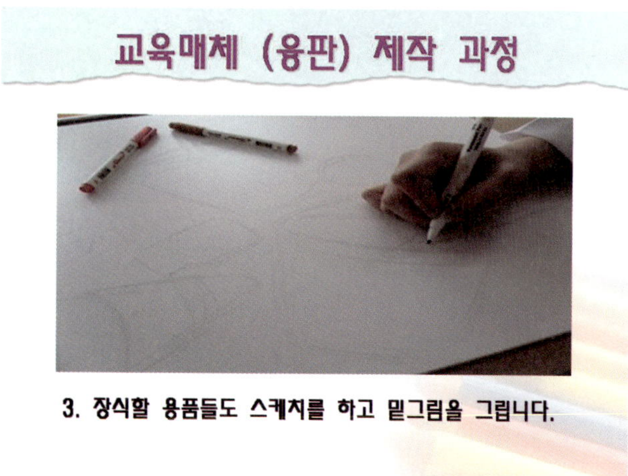
교육매체 (융판) 제작 과정
3. 장식할 용품들도 스케치를 하고 밑그림을 그립니다.

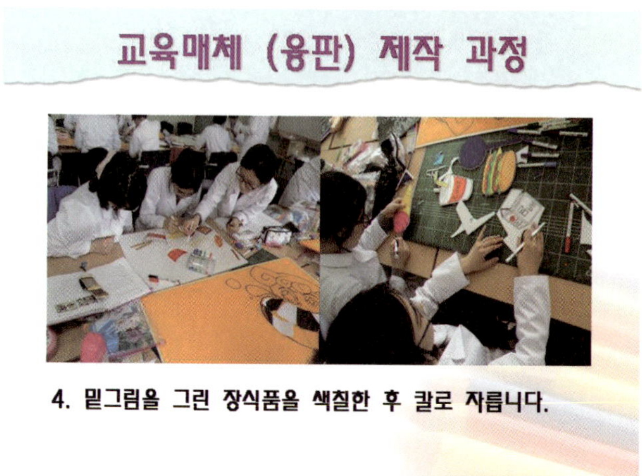
교육매체 (융판) 제작 과정
4. 밑그림을 그린 장식품을 색칠한 후 칼로 자릅니다.

교육매체 (용판) 완성품

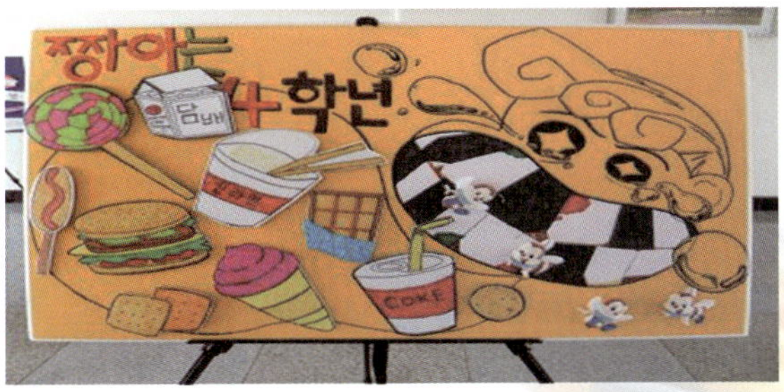

이 용판은 짱아가 이에 해로운 음식을 먹고 칫솔질을 하지 않아 치아 우식증이 생겨 아파서 울고 있는 작품입니다.

교육매체 (용판) 완성품

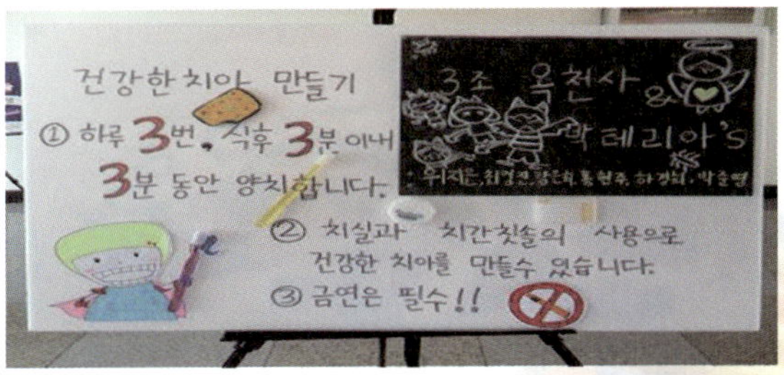

이 용판은 건강한 치아를 만들기 위한 방법을 적어둔 것 입니다.

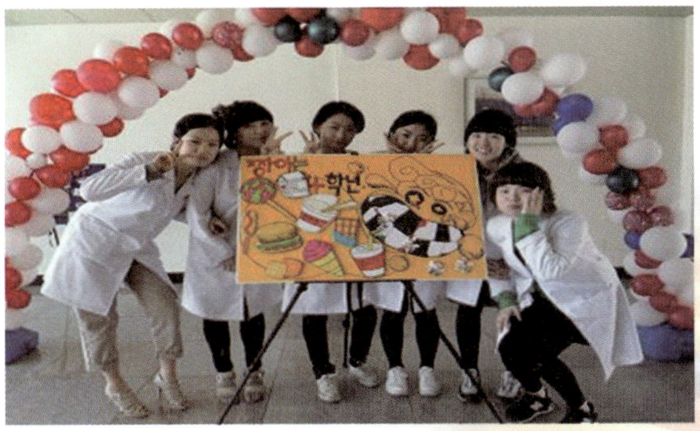

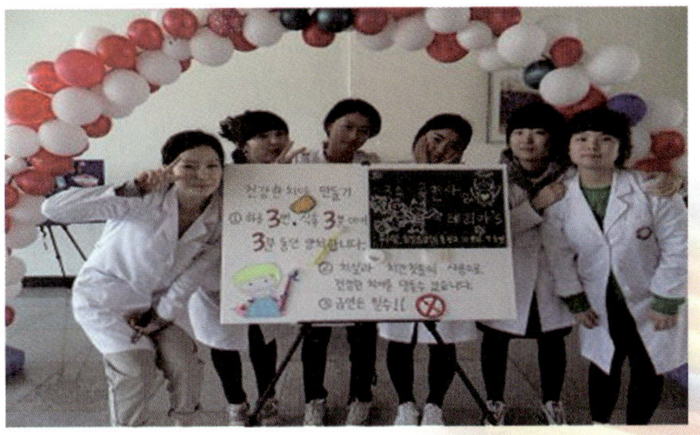

소 감

소감1 - 저번에는 초등학교 1학년 학생들에게 알맞는 목표를 설정하였고, 오늘은 초등학교 1학년 학생에게 보여줄 용판을 만들었다. 처음에는 막막했으나 우리조 모두 힘을모아서 함께 하다보니 나름 잘 만든 것 같다. 예전에 선배님들이 왜 이런 것들을 만드나 생각이 들었으나 구강보건교육학 수업을 듣고 나니 이제는 알 것 같다.

소감2- 우리는 1학년 학생들을 대상으로 용판을 만들었다. 구강용품을 사용하여 용판에 붙이면서 만들면서 사학년에게는 어느정도의 눈높이에 맞추어야 하나 약간의 고민이 있었지만 하나하나 생각하면서 만드니까 재미있었다. 우리가 만든 용판을 초등학교 1학년에게 보여주면 잘 알아 들을 수 있을까 라는 생각이 들지만 애들이 우리의 마음을 알고 잘 알아 듣고 해로운 음식은 자제하고 양치질도 깨끗이 하자는 마음을 가졌으면 좋겠다.

소삼3- 오늘 처음으로 용판을 만들어 보았는데 만들기 전에는 막막했으나, 막상하니까 재미있었다. 초등학교 1학년 학생들에게 맞는 것을 생각하면서 머리가 터질뻔했으나 조원이랑 함께 토의를 하여 하니까 금방 생각해 낼 수 있었다. 우리 조는 예쁘게 할려고 열심히 하다가 한계 밖에 끝내지 못하여서 우리조만 남아서 했다. 그래서 이제는 시간감각도 길러서 시간안에 하는것을 노력해야겠다.

감 사 합 니 다
- THE END -

멀티미디어를 활용하는 동영상 제작법

Ⅰ. 알툴바 사용하기

알툴바를 활용하여 동영상 다운로드 하기

1. 알툴바 설치하기
2. 알툴바에서 〈캡쳐〉를 클릭하여 동영상 퍼가기를 클릭
3. 제목을 체크(✓)하여 다운로드를 클릭
4. 다운로드가 완료되며 폴더 열기를 클릭

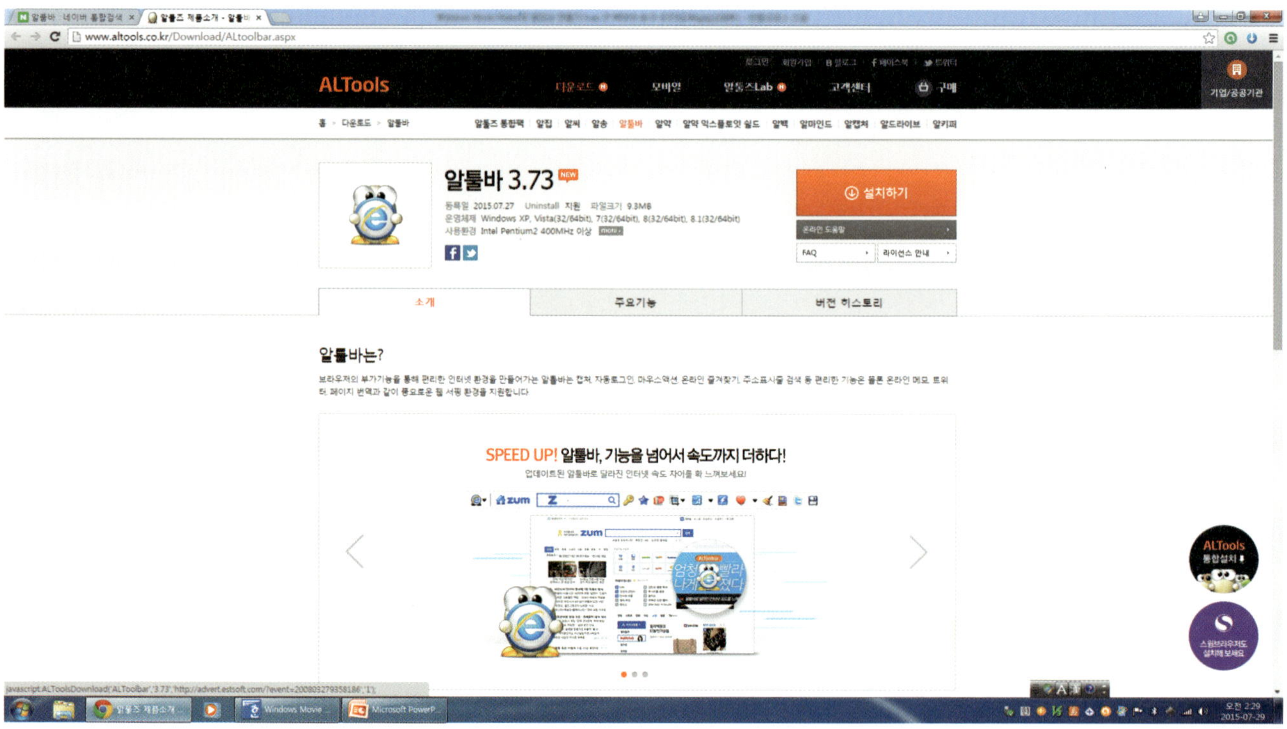

Ⅱ. 다음팟 인코더 사용하기

알툴바를 활용하여 동영상 다운로드 하기

1. 다음팟 인코더 설치하기
2. 다음팟 인코더 실행하기
3. 불러오기 클릭
4. 동영상을 선택하여 열기를 클릭
5. pc저장용 탭을 열고 인코딩 옵션에서 PC/PMP용을 클릭
6. AVI 파일형식 클릭
7. 영상화질 메뉴를 열고 고화질 100% 클릭
8. 회면크기 메뉴를 열고 원본크기 사용을 클릭
9. 인코딩 시작하기 버튼을 클릭하기
10. 인코딩이 완료되며 폴더열기를 클릭
11. 다음팟 인코더 아래에 있는 폴더 변경을 클릭
12. 원하는 폴더를 선택한 후 확인을 클릭
13. 옵션을 설정할 경우 인코딩 옵션에서 하단에 있는 세부설정을 클릭
    - 주로 사용되는 동영상 프로그램
    WMV, AVI, MP4, MOV,

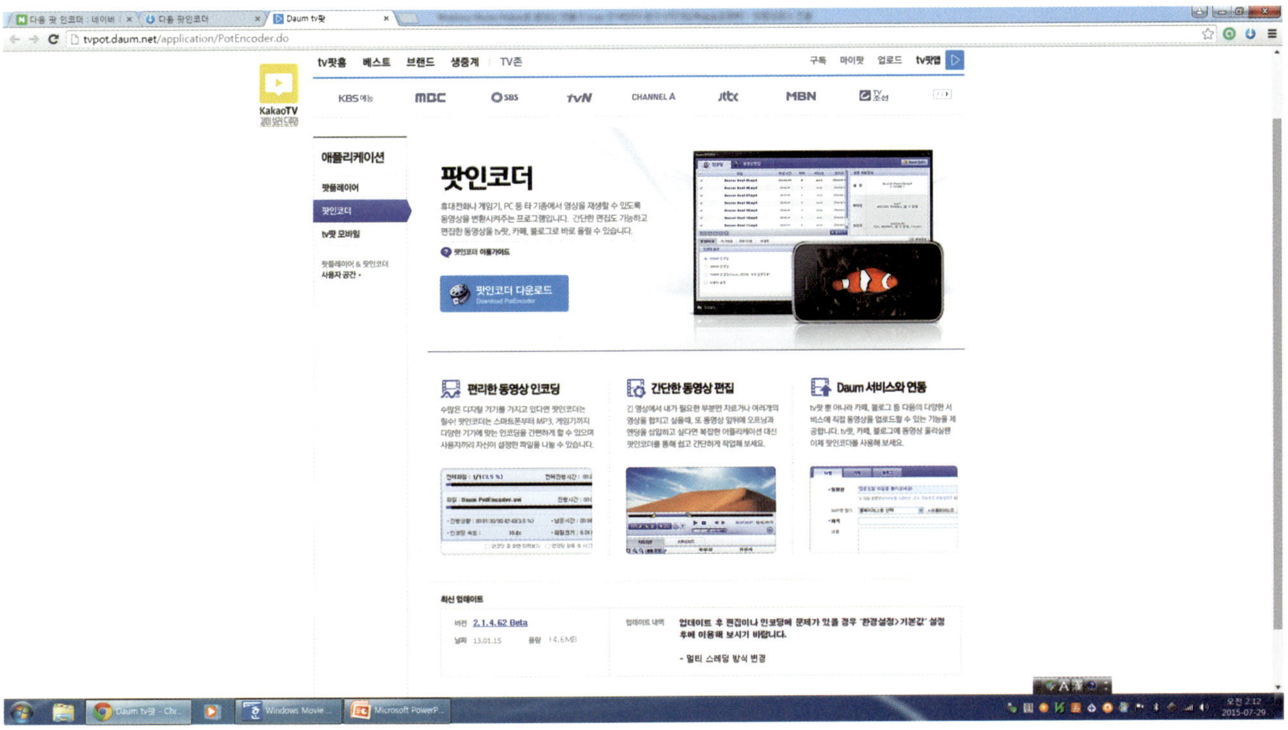

Ⅲ. Windows Movie Maker로 동영상 만들기

Windows Movie Maker로 동영상 만들기(운영체제-윈도우 XP, 윈도우 비스타)
Windows Live 무비 메이커로 동영상 만들기(운영체제-윈도우 7)

1. 윈도우 무비 메이커 다운로드

http://windows.microsoft.com/ko-kr/windows/get-movie-maker-download

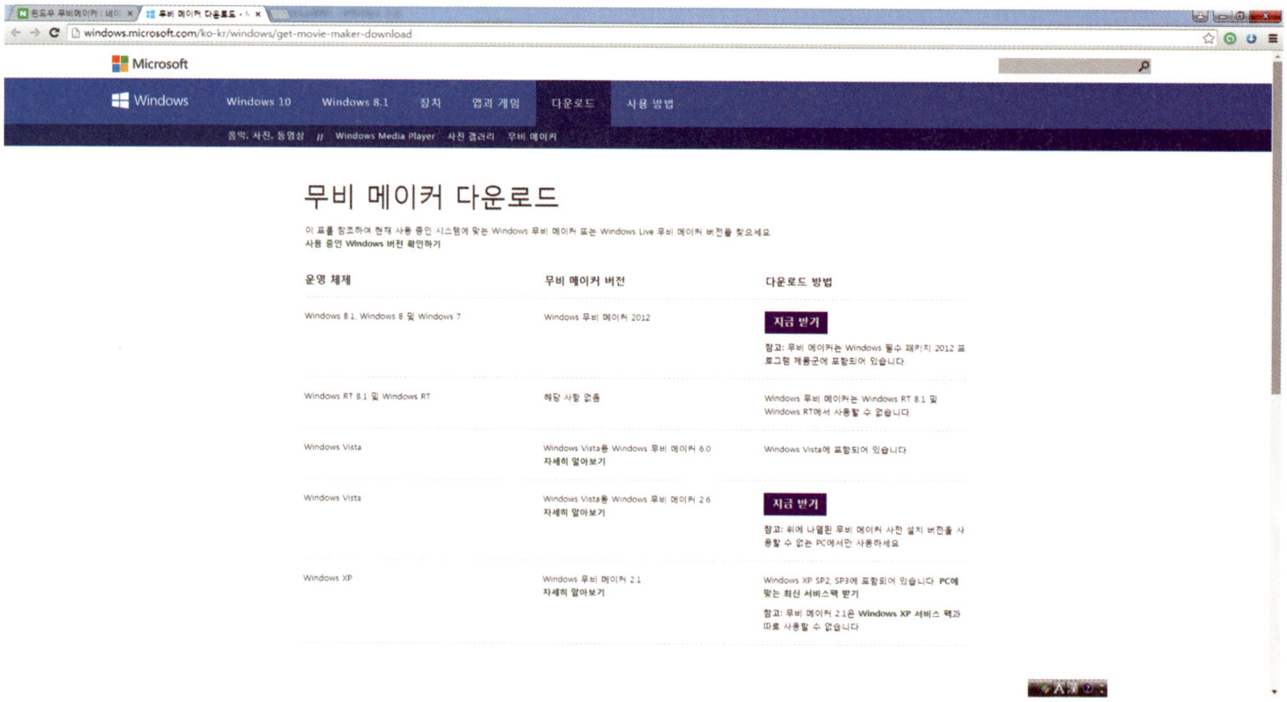

2. Windows Movie Maker 시작하기

시작 클릭→ Windows Movie Maker 프로그램 클릭

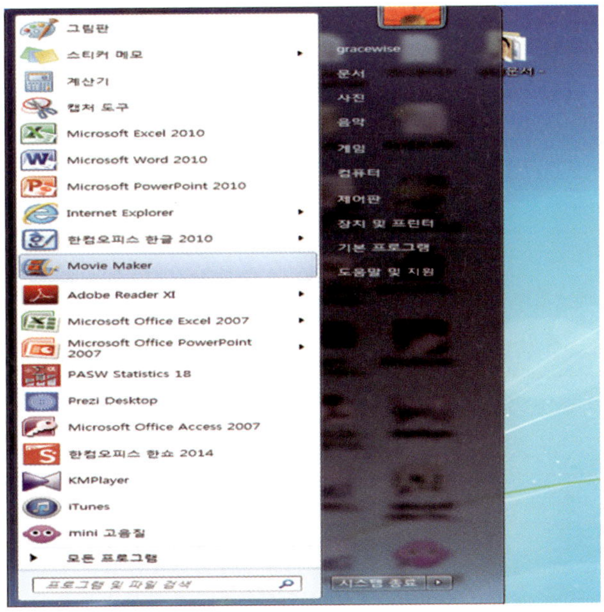

3. 비디오 캡쳐 항목에서 사진 가져오기를 클릭

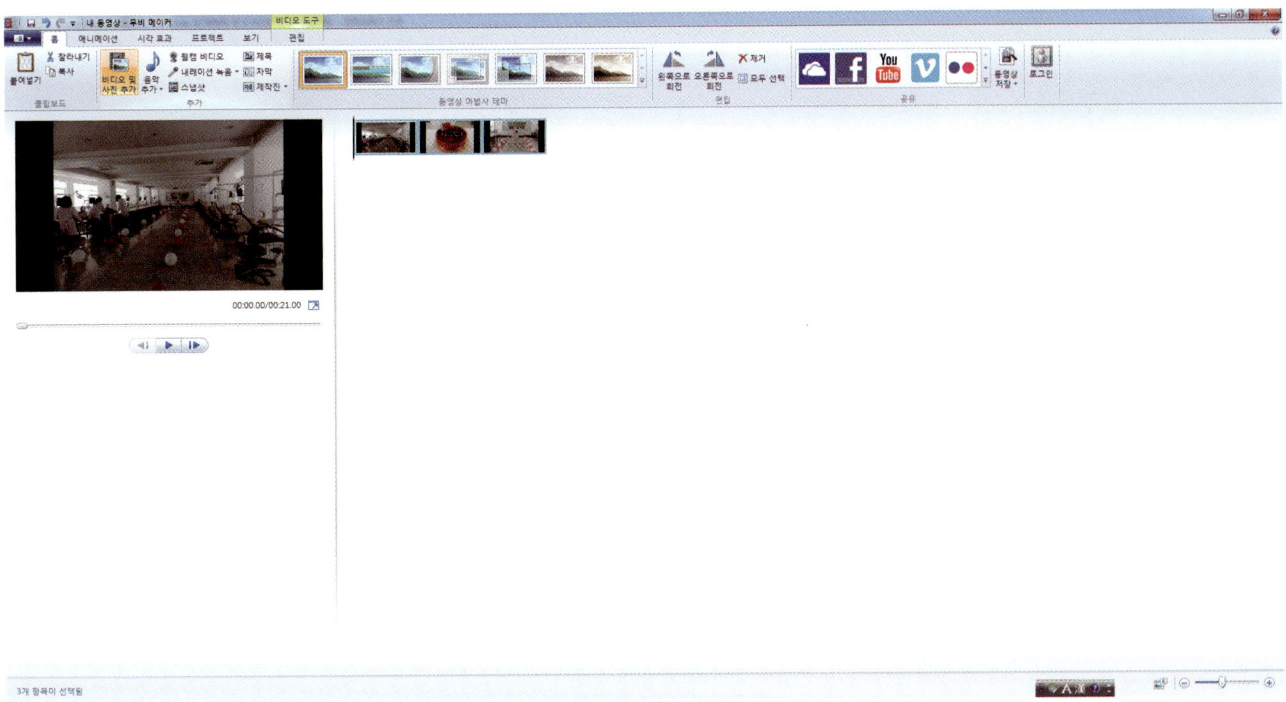

4. 마우스의 오른쪽을 눌러 사진편집하기

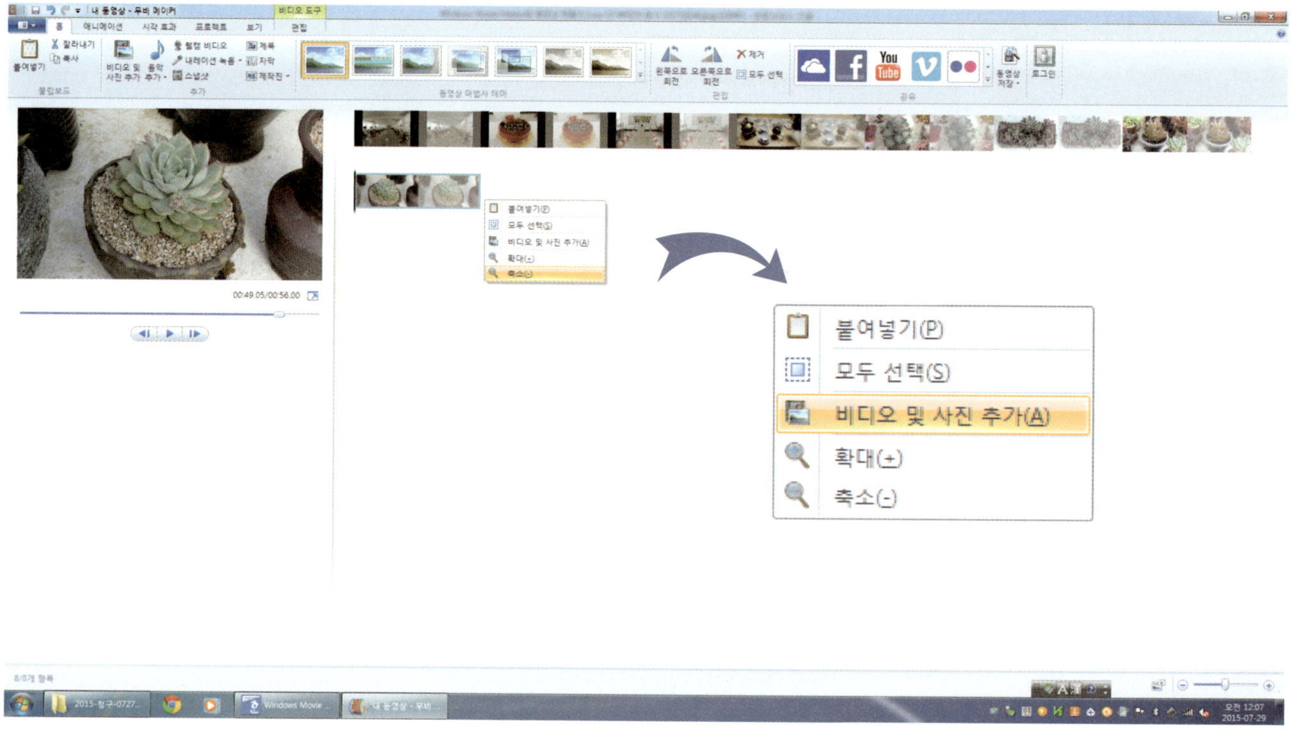

5. 소리 가져오기

음악추가를 클릭하여 소리파일을 선택하기

무비 메이커에서 사용되는 소리 파일 형식-WAV, WMA, MID, MP3, AIF, SND, ASF

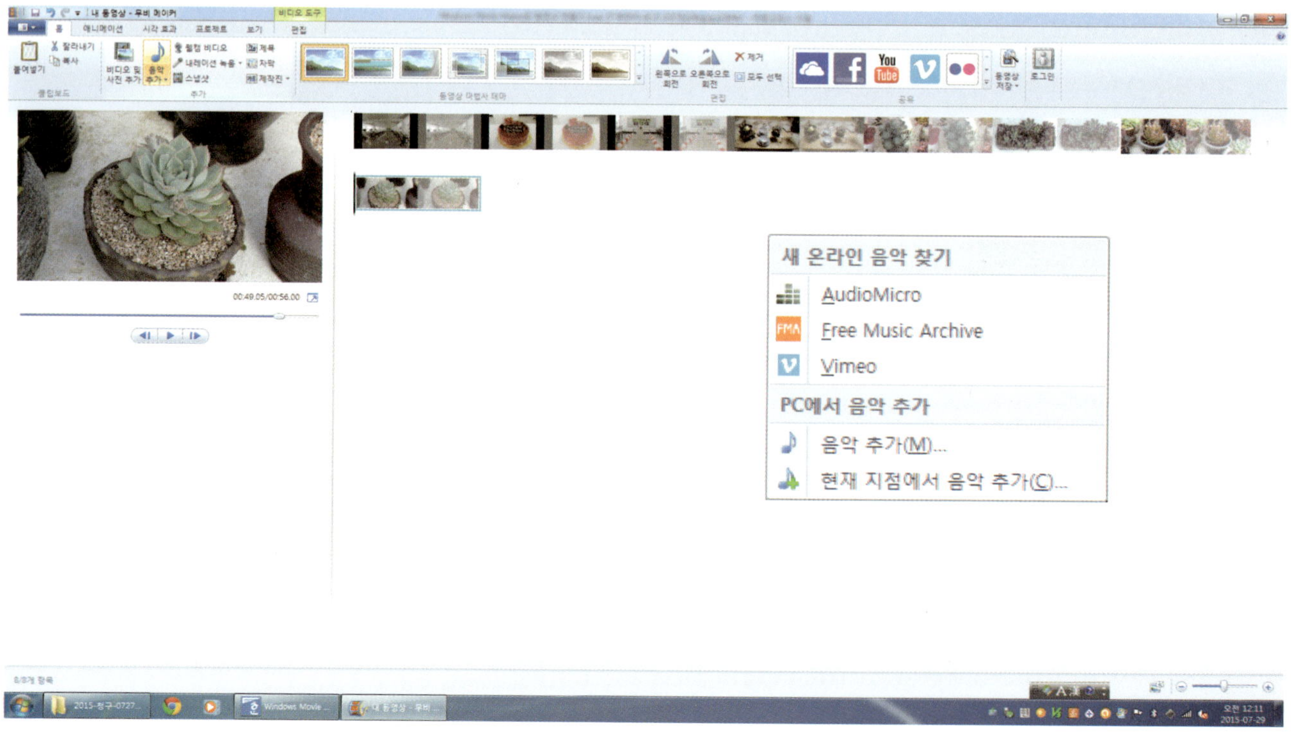

6. 소리를 선택하여 클릭하기

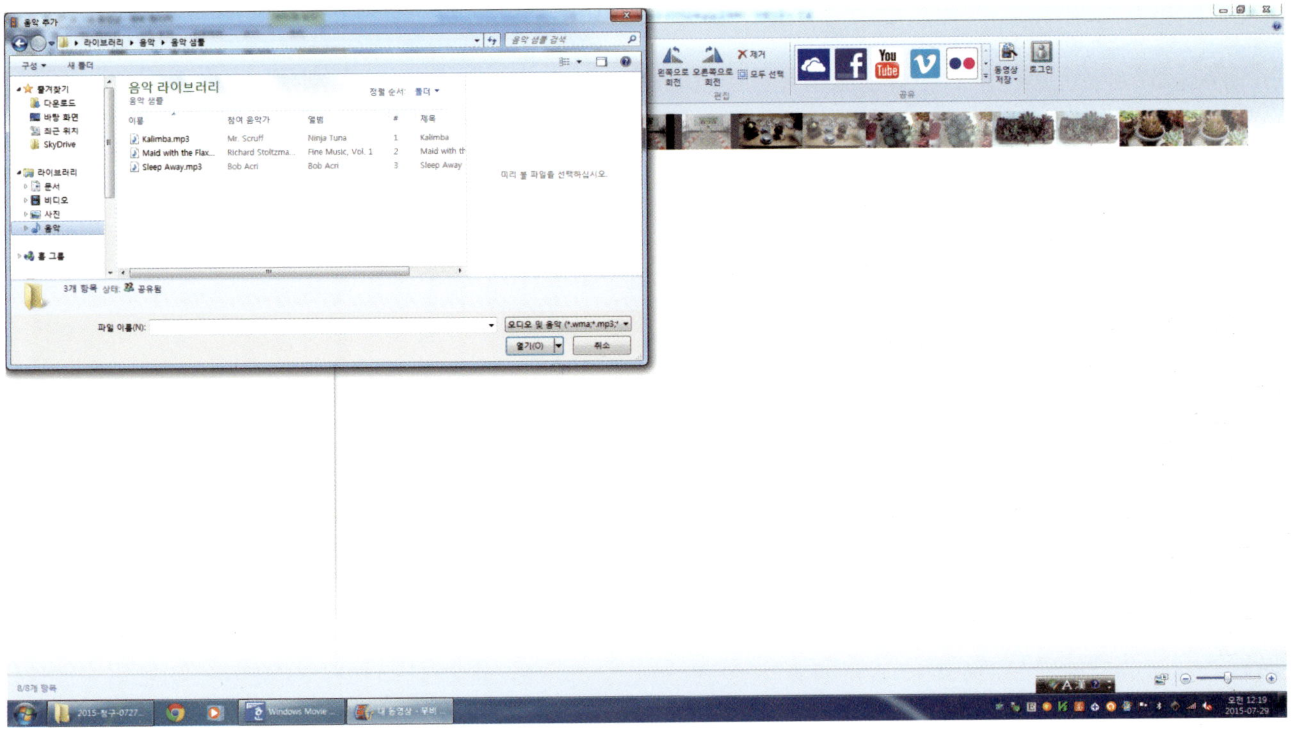

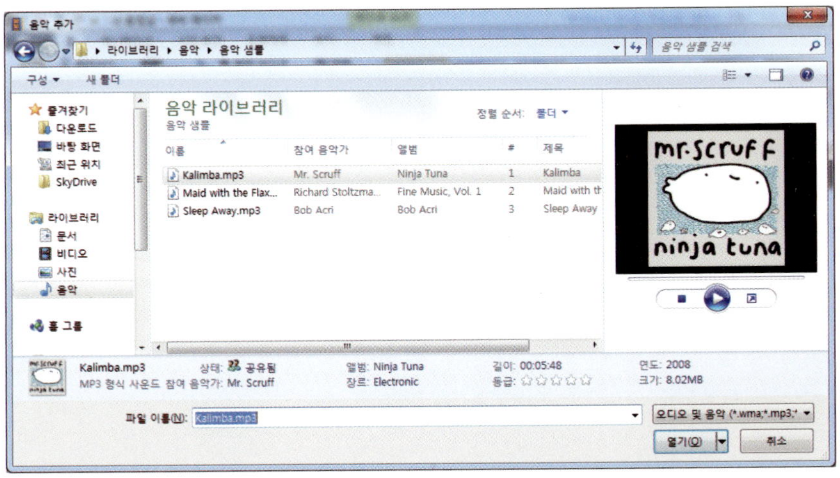

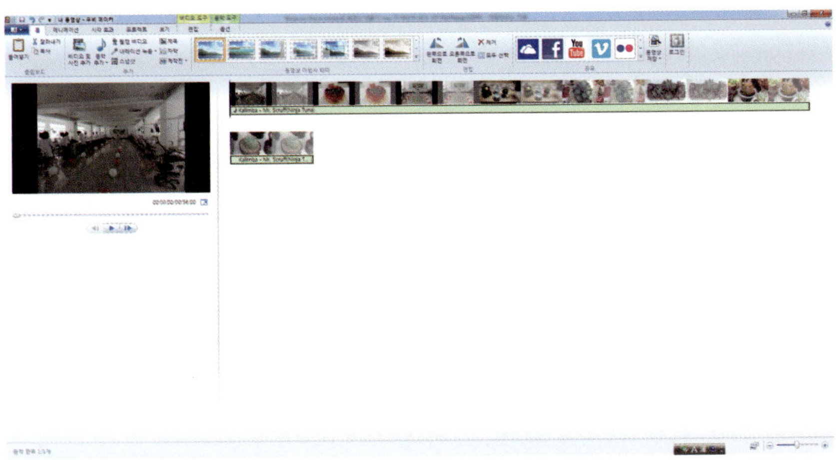

7. 웹캠에서 비디오 녹화하기-내레이션 녹음하기-스냅샷 사용하기-비디오 추가

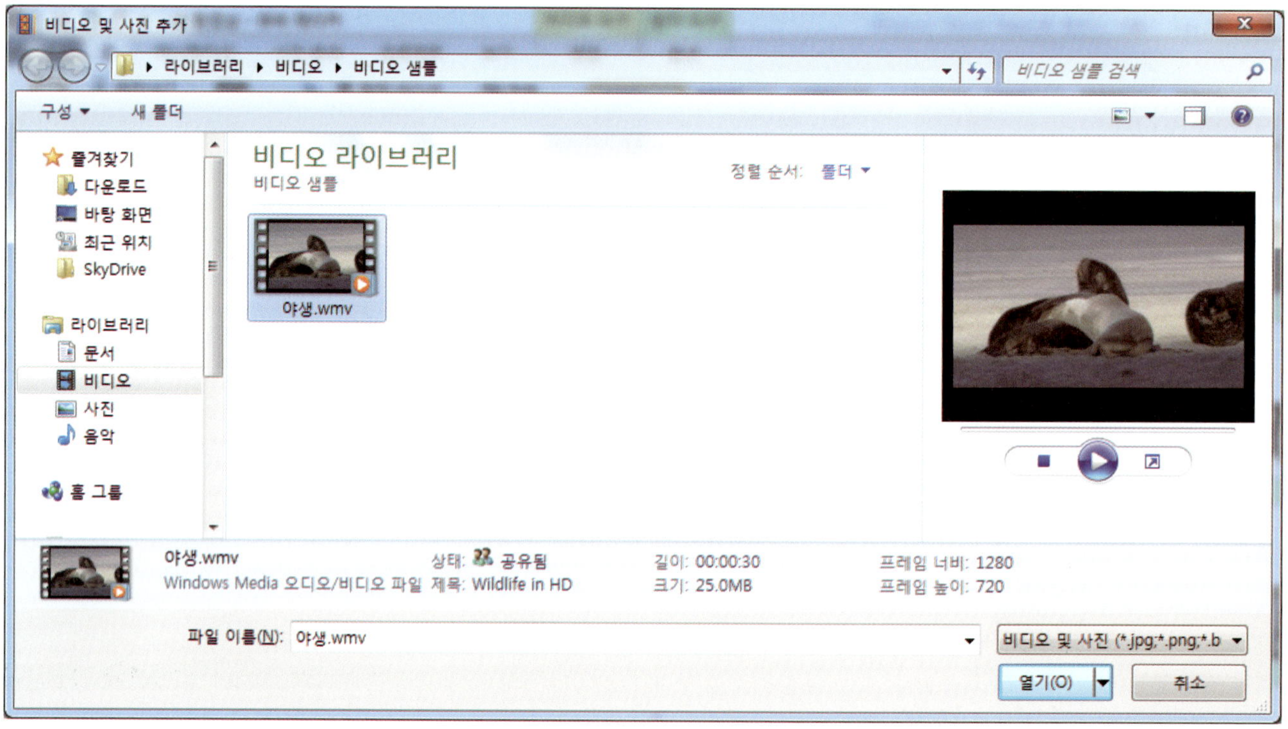

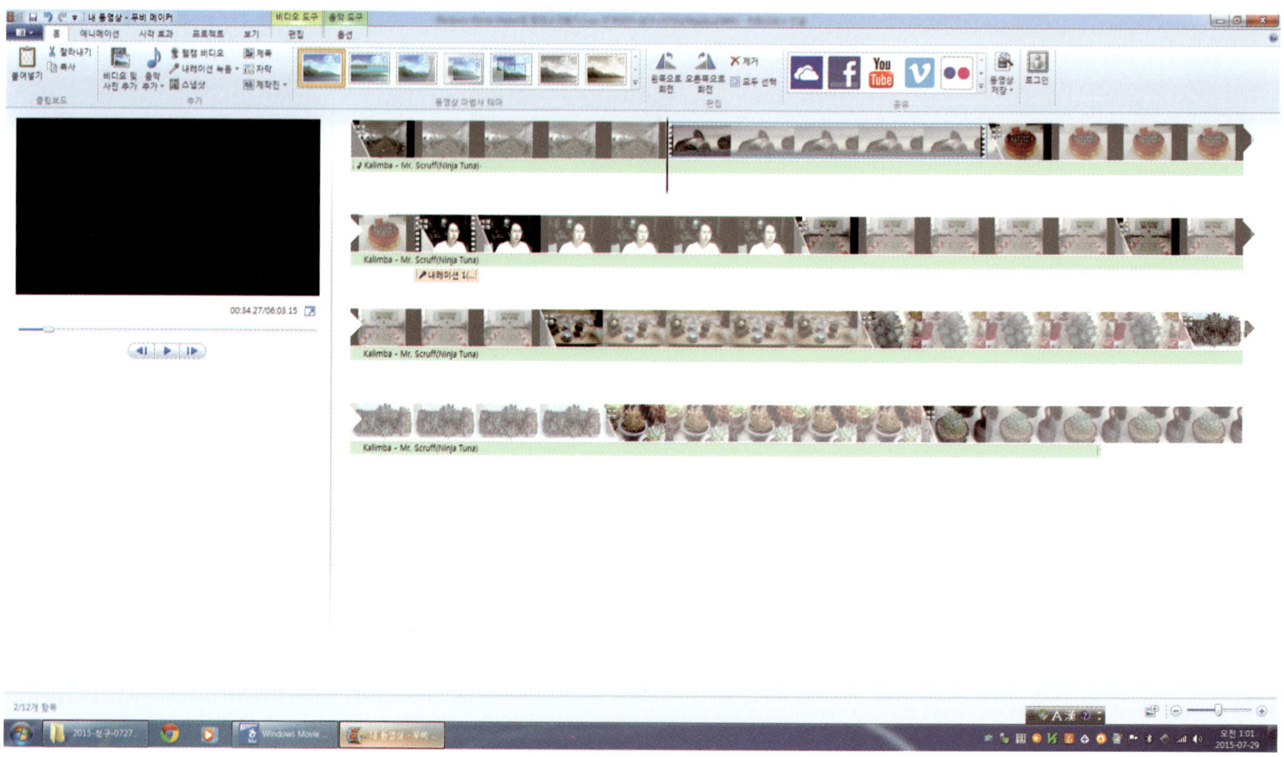

8. 애니메이션 적용하기-시각효과 적용하기

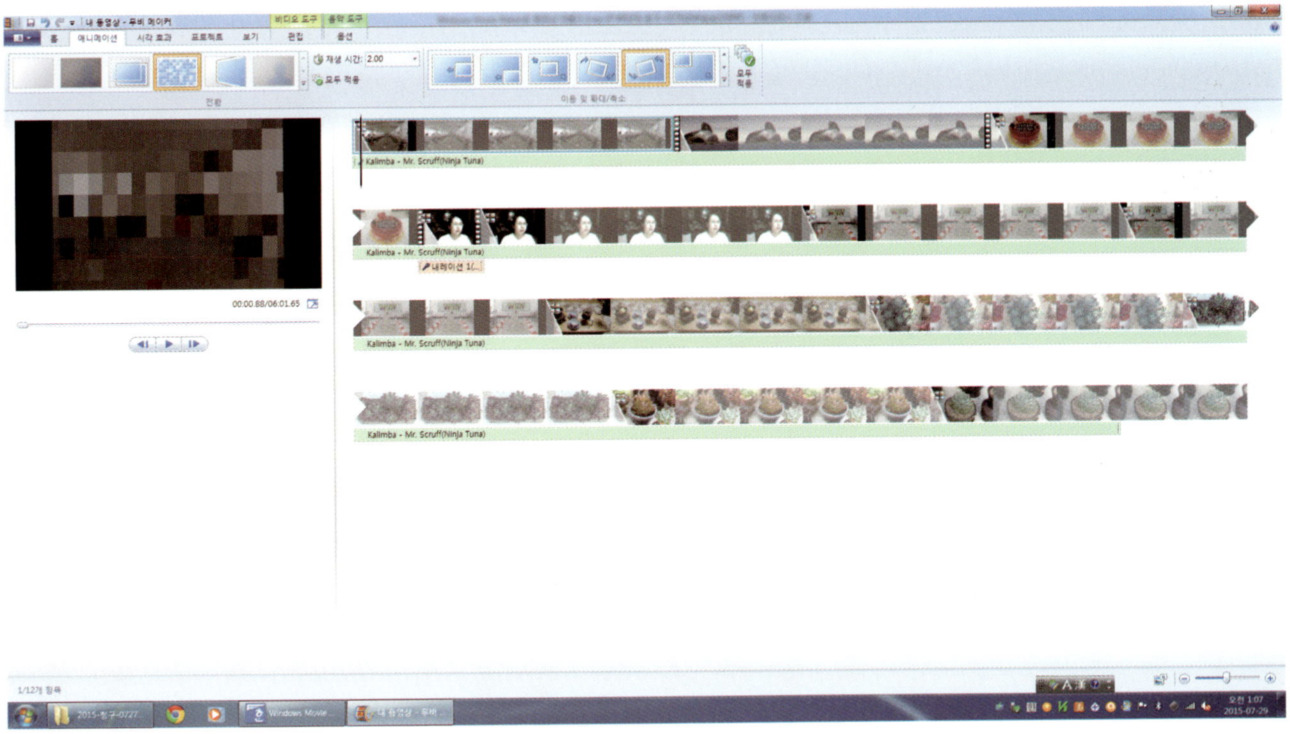

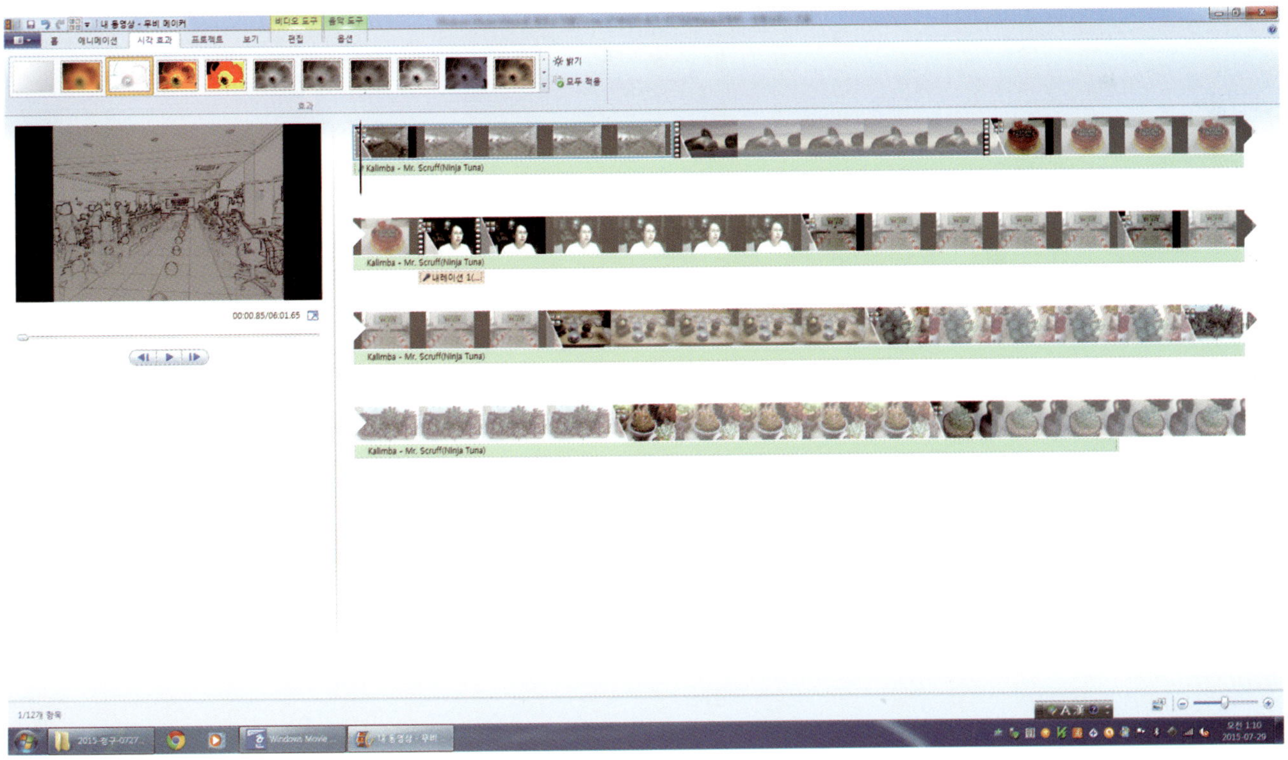

9. 동영상 제목 만들기- 자막 만들기

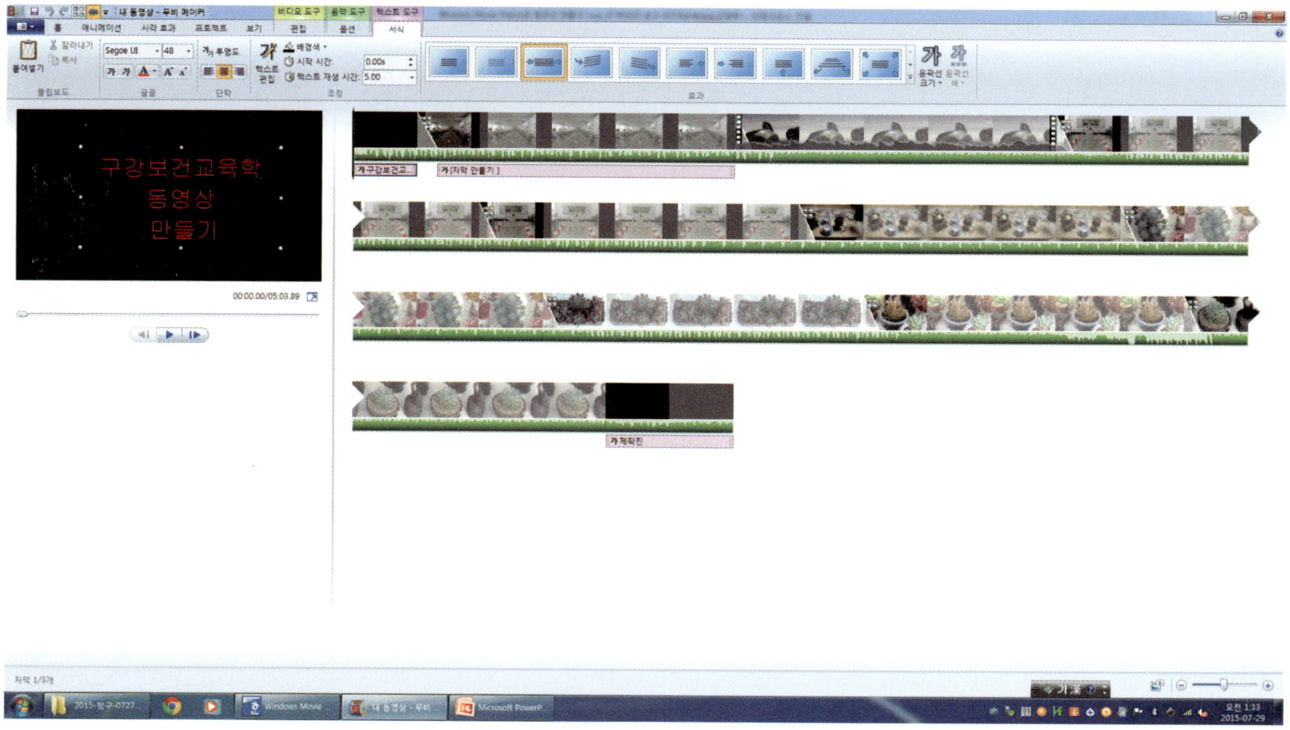

10. 자막 만들기

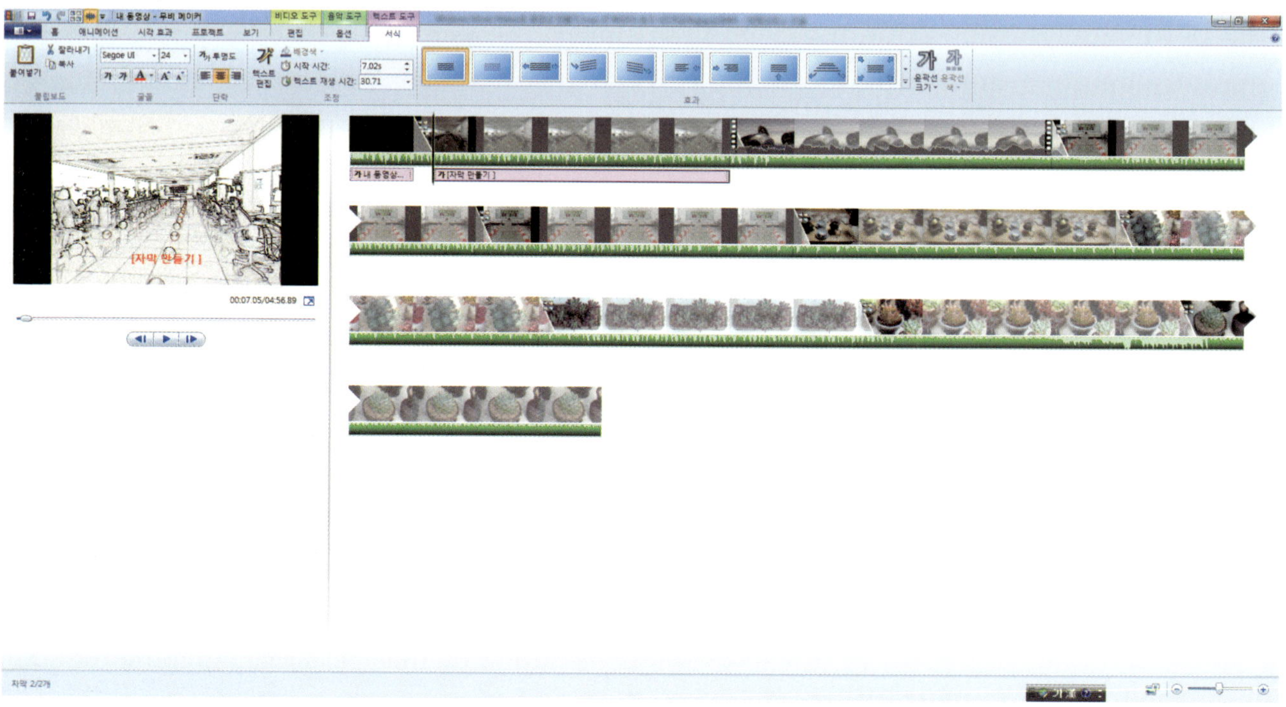

11. 제작진 만들기

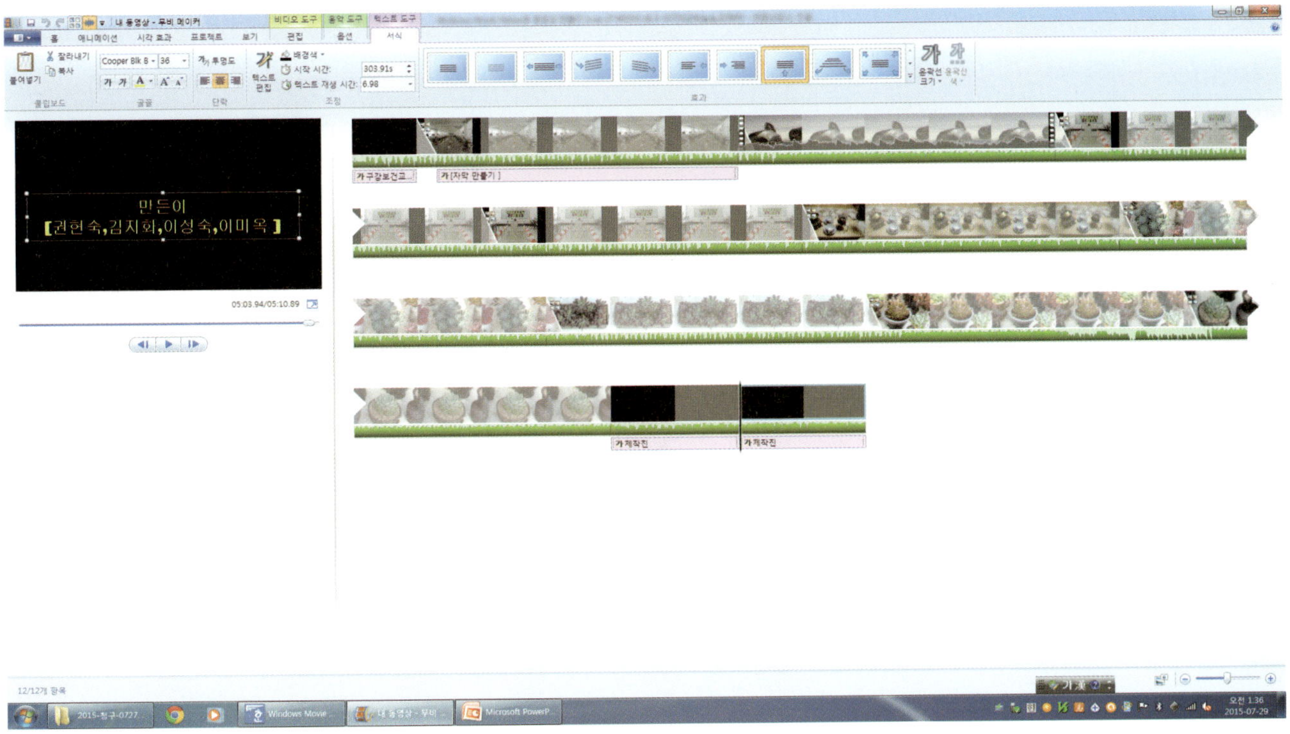

12. 프로젝트 파일 저장하기

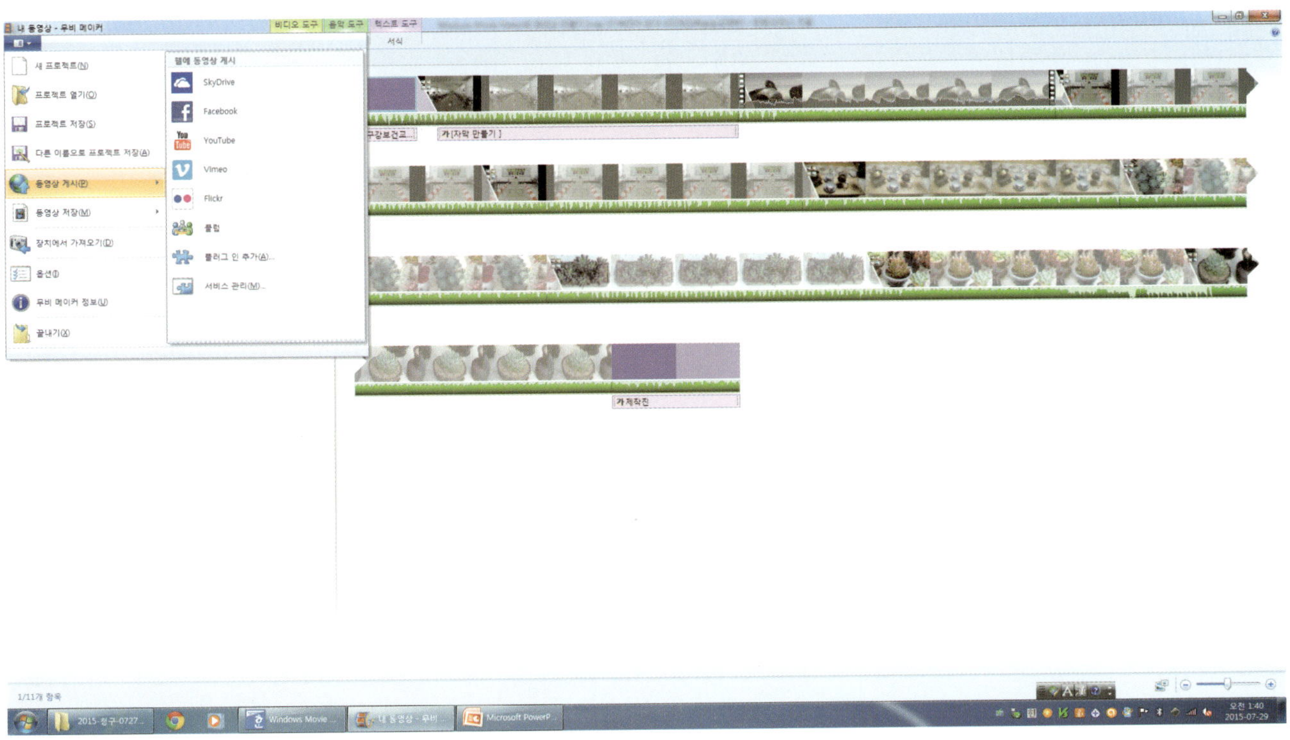

13. 동영상 파일 저장하기

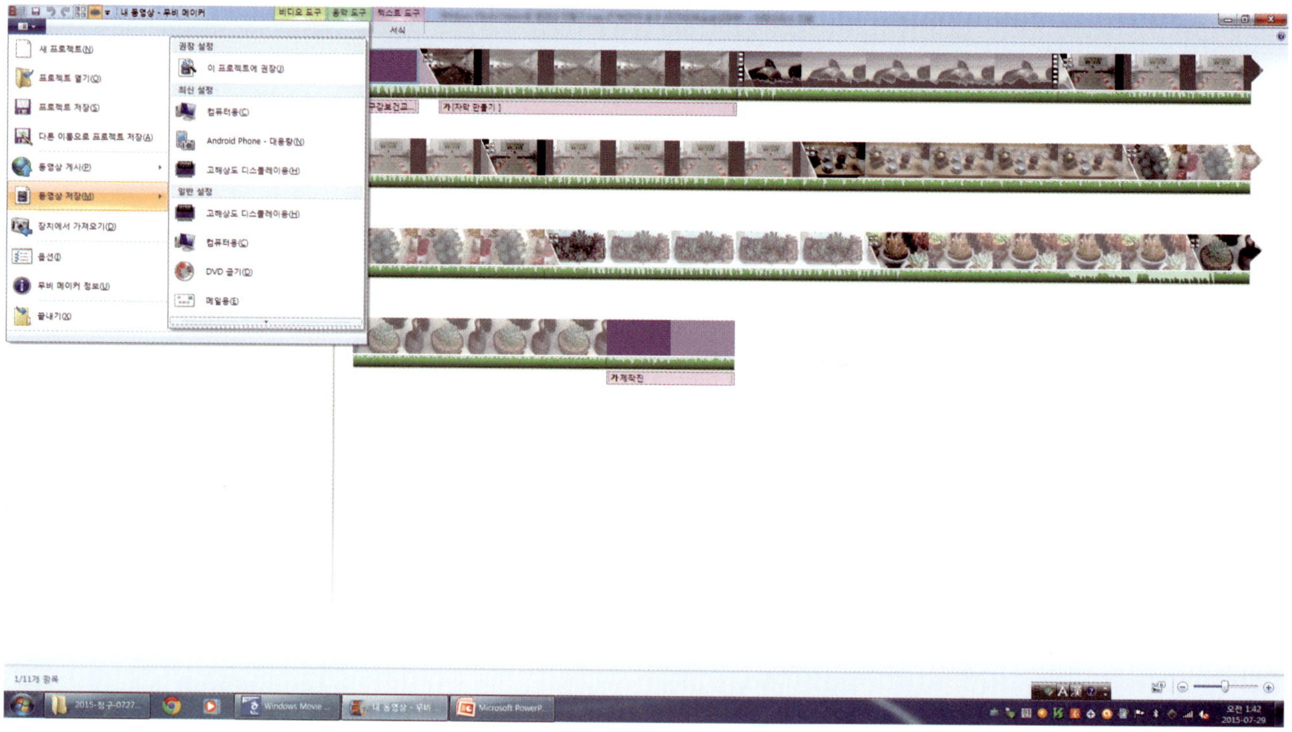

14. 동영상 저장하기 -확장자 명-mwv

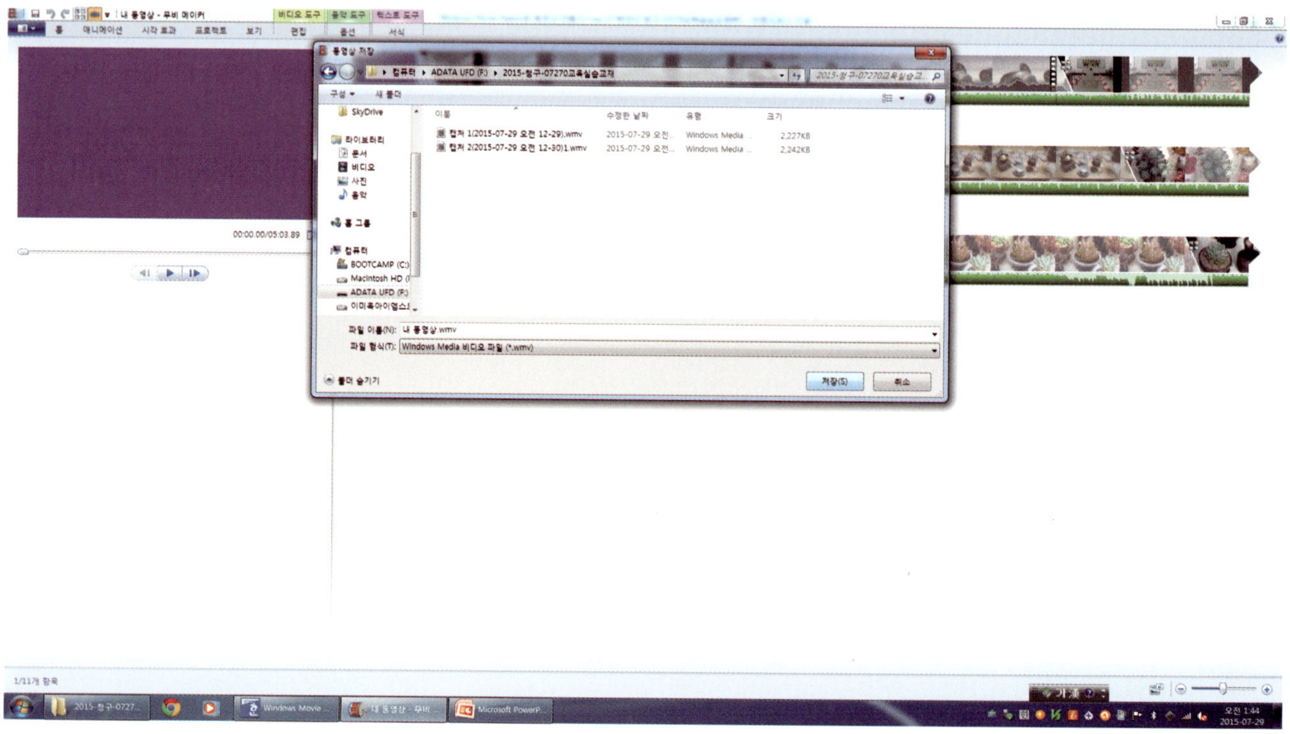

15. 저장하기 클릭

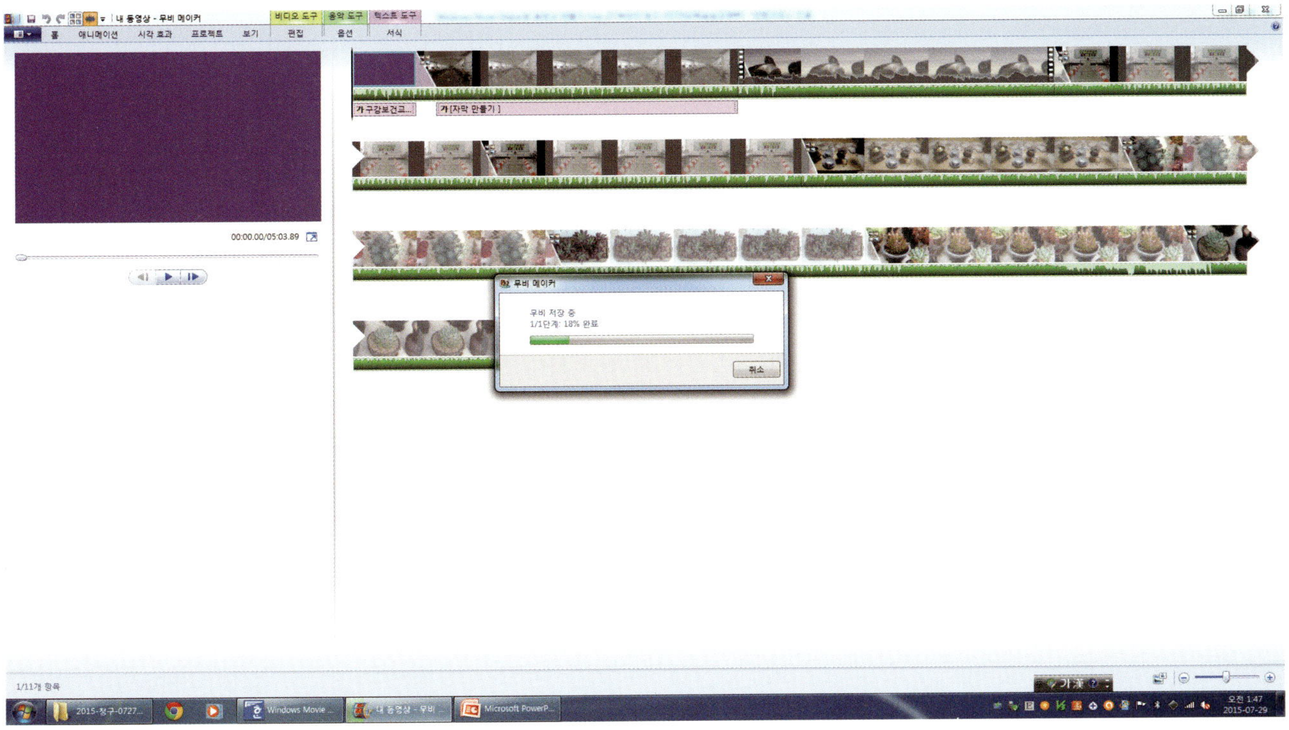

16. 비디오 파일 재생하기

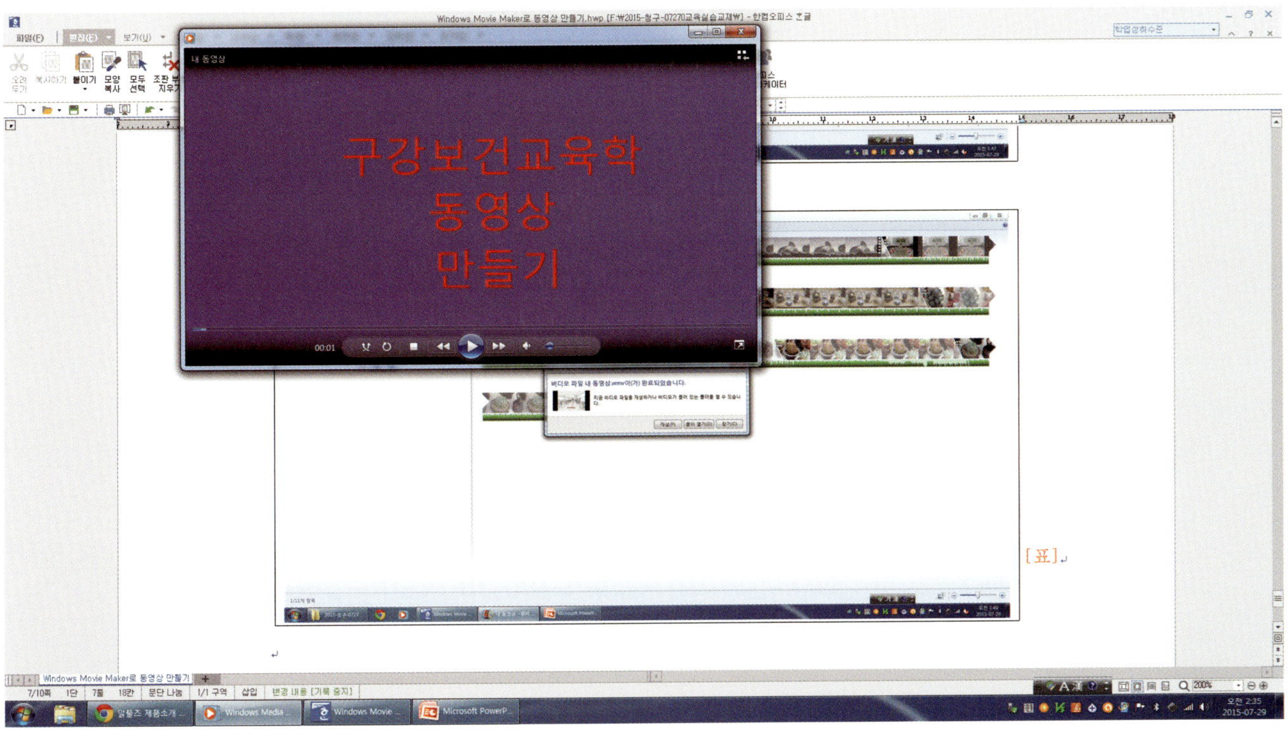

마인드 맵

마인드 맵이란?

자신의 생각을 지도 그리듯 이미지화해 사고력, 창의력, 기억력을 한 단계 높인다는 두뇌 개발 기법이다.

빠른 정보처리 능력과 창의적인 문제 해결 능력을 요구하는 무한경쟁 시대에 발맞춰가기 위해서는 치과위생사에게도 효과적인 생각 정리의 기술이 반드시 필요하다. 특히 대상자들을 교육하는데 필요한 계획에서부터 평가단계 까지 유기적으로 연결되어 구강보건교육을 실시하는데 마인드 맵을 활용할 수 있다.

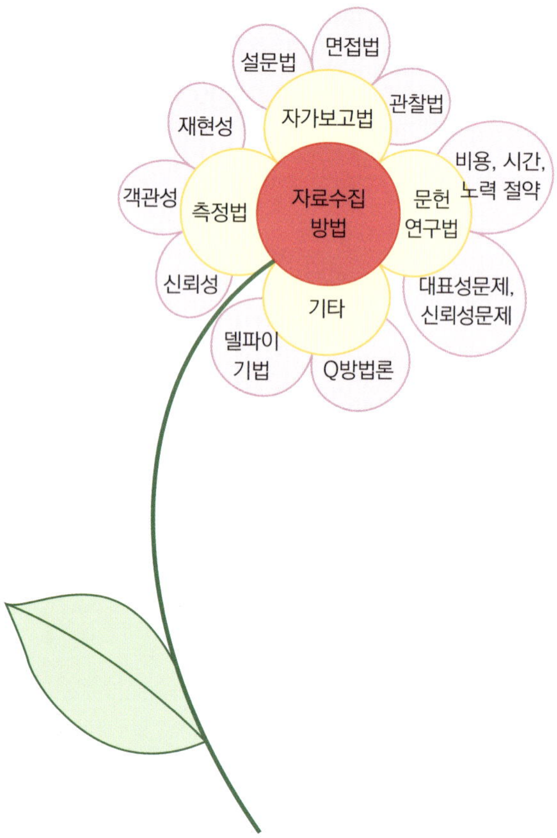

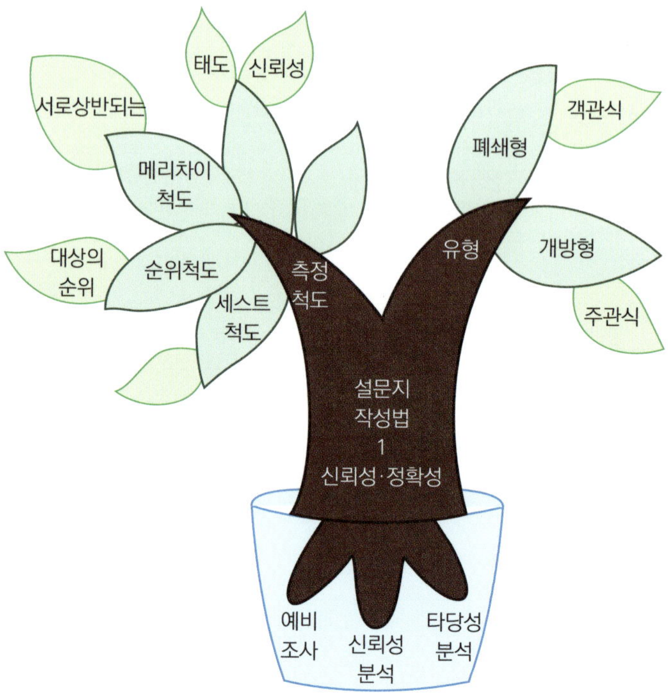

마인드 맵 작성 팁 1

1. 마인드 맵을 그릴 때 문장의 사용은?
   - 핵심어 위주 (keyword)
2. 마인드 맵 모양은?
   - 맵 가운데에 중심이미지나 주제어를 쓰고, 방사형(해바라기)으로 작성.
3. 만약 첫번째에서 문장을 사용하면 안 된다면?
   - 긴 문장에서 핵심어를 찾아라.
4. 제목 하나하나에도 그림을?
   - 이미지로 표현하면 좋겠지만 어렵다면 단어만 사용해도 가능

마인드 맵 작성 팁 2

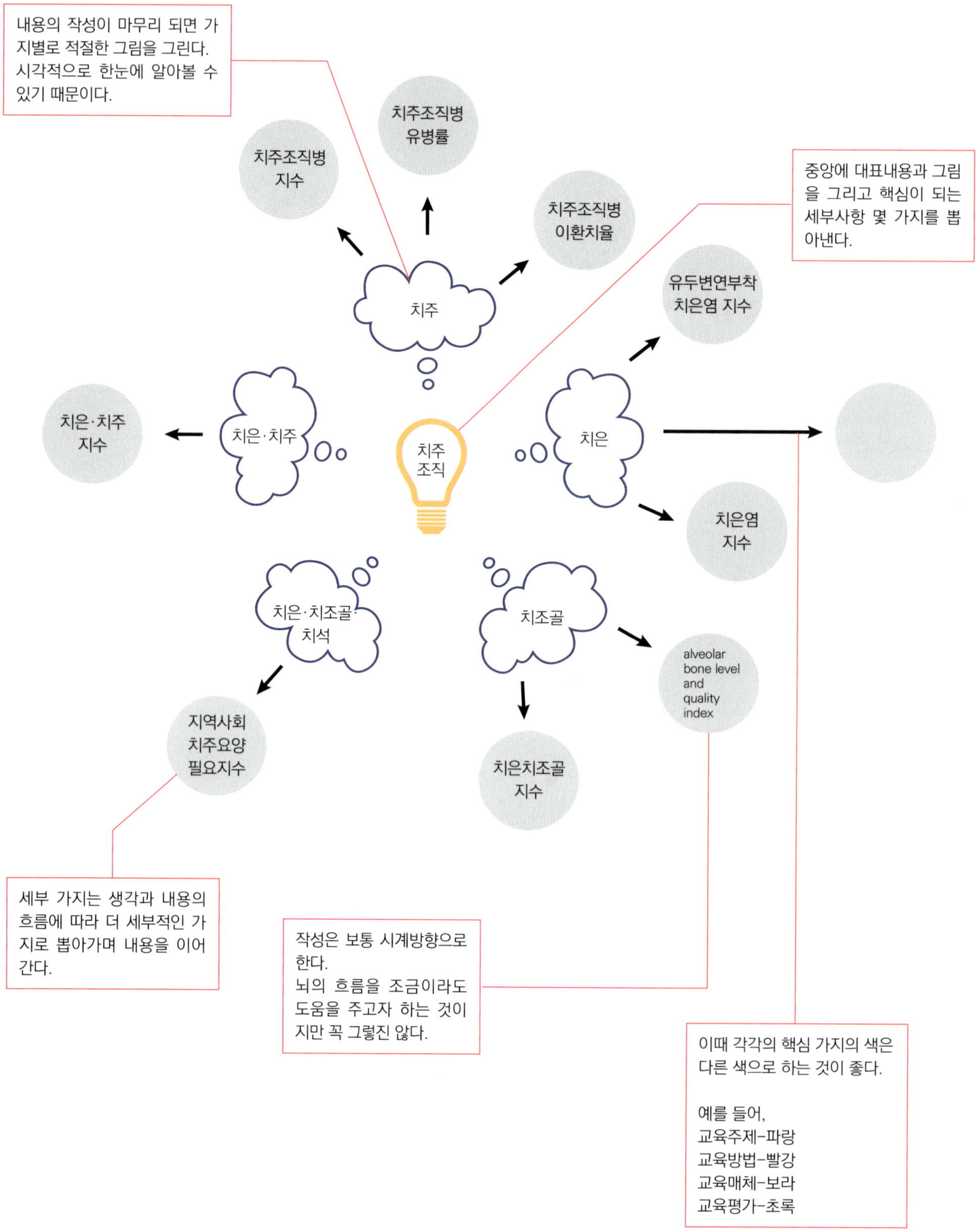
내용의 작성이 마무리 되면 가지별로 적절한 그림을 그린다. 시각적으로 한눈에 알아볼 수 있기 때문이다.
치주조직병 유병률
치주조직병 지수
치주조직병 이환치율
중앙에 대표내용과 그림을 그리고 핵심이 되는 세부사항 몇 가지를 뽑아낸다.
치주
유두변연부착 치은염 지수
치은·치주 지수
치은·치주
치주 조직
치은
치은염 지수
치은·치조골·치석
치조골
alveolar bone level and quality index
지역사회 치주요양 필요지수
치은치조골 지수
세부 가지는 생각과 내용의 흐름에 따라 더 세부적인 가지로 뽑아가며 내용을 이어간다.
작성은 보통 시계방향으로 한다.
뇌의 흐름을 조금이라도 도움을 주고자 하는 것이지만 꼭 그렇진 않다.
이때 각각의 핵심 가지의 색은 다른 색으로 하는 것이 좋다.
예를 들어,
교육주제-파랑
교육방법-빨강
교육매체-보라
교육평가-초록

구강보건교육실습 전체 개요 마인드 맵 예시

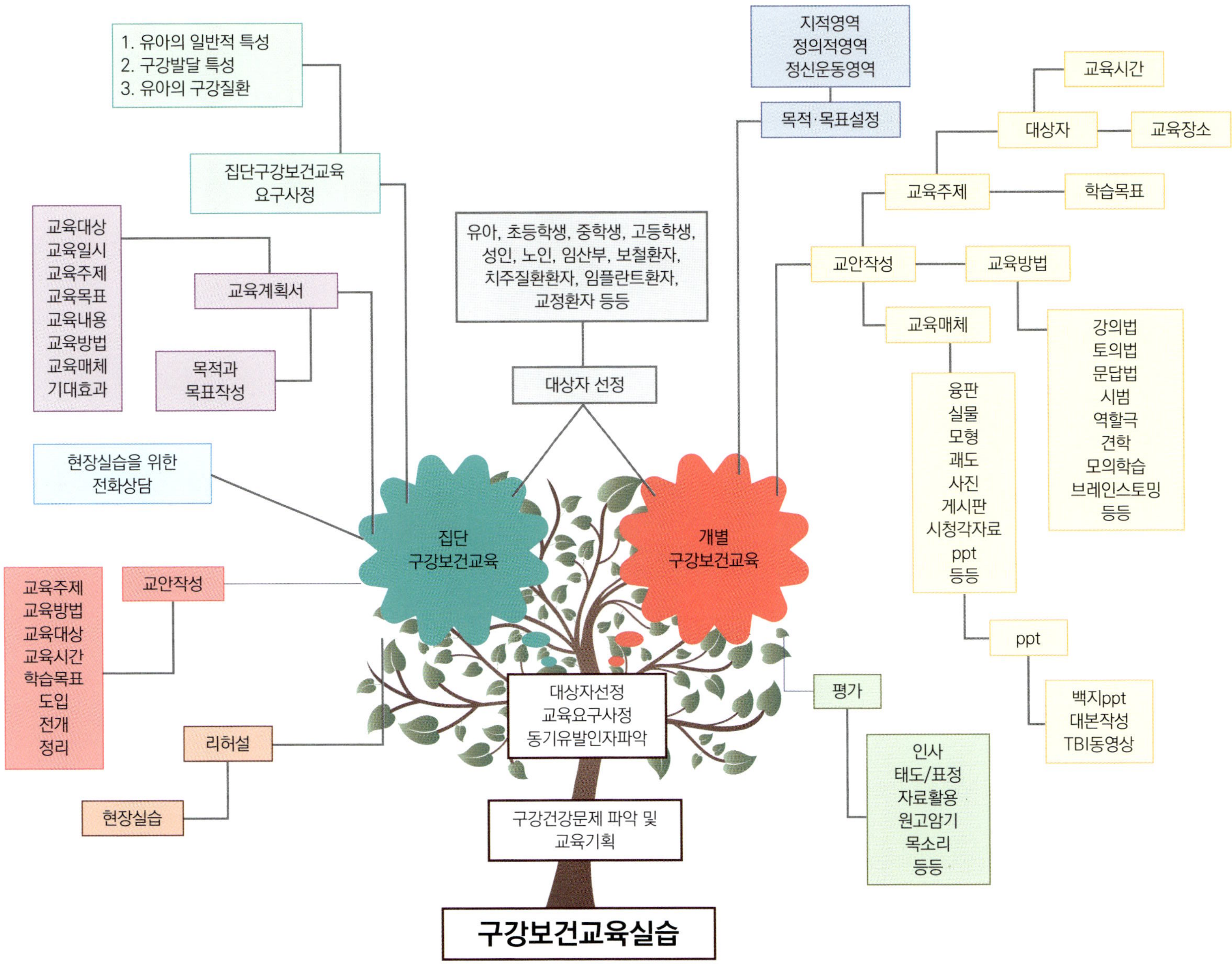

구강보건교육실습 교안작성 마인드 맵 예시

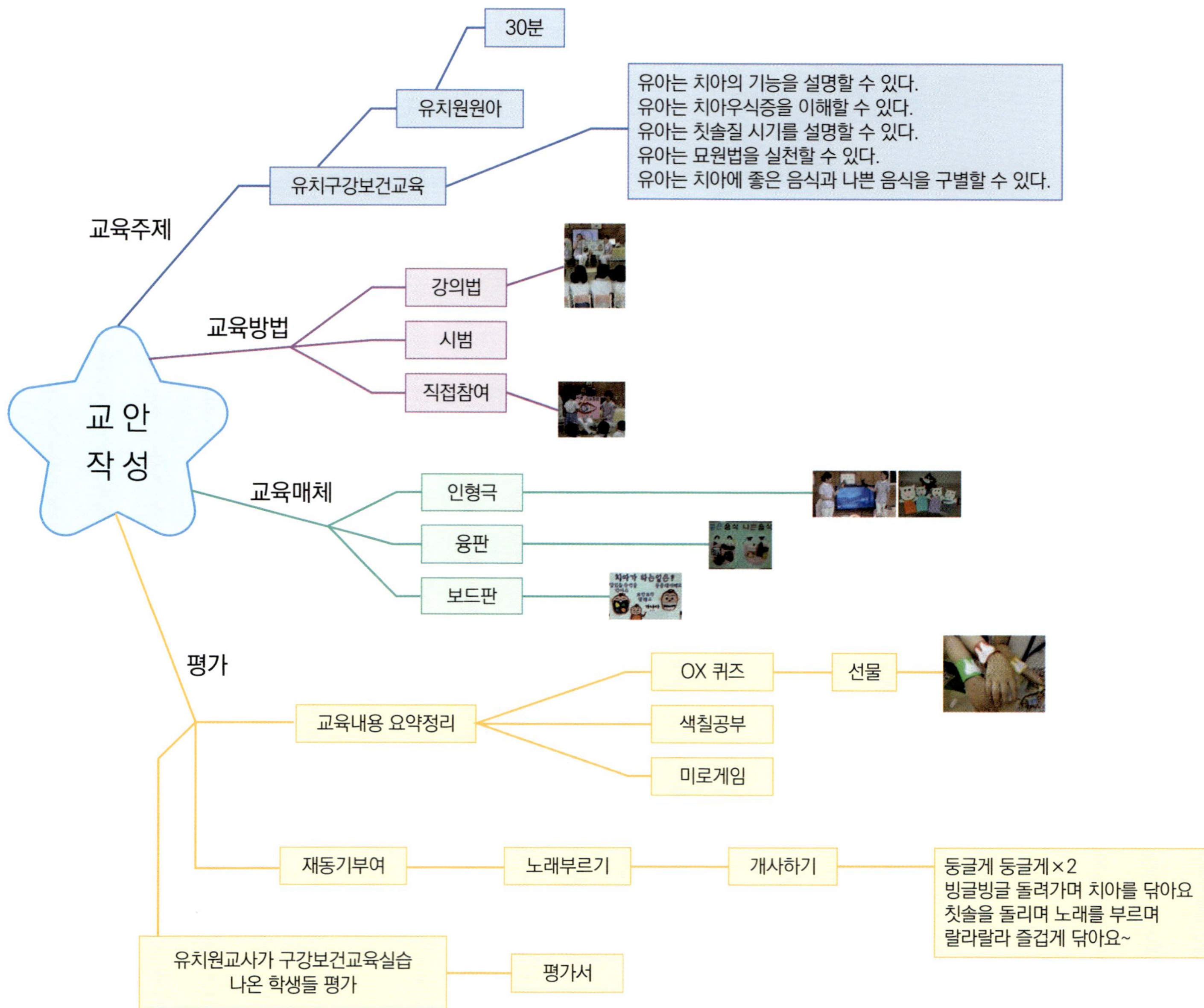

4. 구강보건교육방법 활용

1) 교육방법 장 · 단점 분석 및 선택

교육방법 선정기준

- 교육하는 사람의 능력, 지식 흥미에 적합한 것을 선택한다.
- 배우려는 사람의 능력에 맞는 것을 정한다.
- 방법이나 종류에 적합한 지식, 기술 또는 가치 등을 골라야 한다.
- 시간과 장소를 염두에 두고 선정해야 한다.
- 학습자의 수에 합당한 방법을 고른다.
- 학습자의 흥미 경험에 맞는 다양한 방법을 동원한다.
- 배우는 양식과 가르치는 양식이 같은 것을 선택한다.

출처 : 보건교육, 정문희 외 8인, 정문각, 2003.

2) 교육방법 활용

(1) 교육대상자에 따른 교육방법

대 상	교육방법
영 아 기	부모교육
유 아 기	부모교육, 인형극, 그림책, 역할놀이, 노래, 모델링, 근육을 사용하는 활동
학 령 기	부모교육, 모델링, 비디오 테이프, 게임, 역할놀이, 컴퓨터 보조학습
청소년기	비디오 테이프, 역할놀이, 집단토의, 컴퓨터 보조학습, 집단 프로젝트법
성 인 기	왕래식 교육방법, 토의법, 모의상황, 현장경험, 집단프로젝트법, 행동을 통한 학습
노 인 기	왕래식 교육방법, 토의법, 행동을 통한 학습

(2) 교육목표 분류에 따른 교육방법

영역 및 수준		교육방법
인지적 영역 - 지식습득	지식	강의법, 프로그램 학습법, 연습
	이해	강의법, 프로그램 학습법
	적용	토의법, 상황학습법, 게임, 현장경험, 실험실
	분석	토의법, 프로젝트법, 상황학습법, 현장경험, 역할극, 실험실
	종합	프로젝트법, 현장경험, 실험실
	평가	프로젝트법, 현장경험, 실험실
정의적 영역 - 태도변화	감수	강의법, 토의법, 현장경험
	반응	토의법, 모의실험, 역할극, 현장실험
	가치화	토의, 프로젝트법, 모의실험, 역할극, 현장경험
	조직화	토의법, 프로젝트법, 현장실험
	인격화	개인프로젝트법, 현장경험
정신운동적 영역 - 수기습득	지각 능력	시범(강의), 반복적 학습
	태세	시법(강의), 반복적 연습
	안내된 반응	동료의 가르침, 게임, 역할극, 현장경험, 연습

출처 : 보건과 보건교육, 강혜영 외 6인, 현문사, 2004.

■ 구강보건교육방법 장 · 단점 분석 활동지

종 류	장 점	단 점	비 고

■ 개인구강보건교육 활동지

개인구강보건교육 활동지

____ 조명 조원명단	__학년 __반 __조 (조이름)

■ 개인구강보건교육 수행 활동지

개인구강보건교육 수행 활동지

일 시	
교육대상	

활동사진 1	활동사진 2
활동사진 3	활동사진 4

5. 개인구강보건교육평가

대상 : 평가점수 ______________ 점

Ⅰ. 피교육자 성취도(6점)

1. 흡연에 의해 발생되는 전신질환이 아닌 것은?

① 혈액질환 ② 폐암 ③ 간암 ④ 치주질환

2. 흡연에 의해 발생되는 구강질환은?

① 총생 ② 상악전돌 ③ 하악전돌 ④ 구강암

Ⅱ. 교육유효도(2점)

1. 구강보건교육이 구강위생관리에 도움이 되었습니까?

① 매우 유익(2점) ② 다소 유익(1.6점)
③ 유익(1.2점) ④ 유익하지 않았음(0.8점)
⑤ 매우 유익하지 않았음(0.4점)

Ⅲ. 구강건강증진도(2점)

1. 치주가료필요도 지수 감소율은?

① 20% 이상(20점) ② 15~20%(1.6점)
③ 10~15%(1.2점) ④ 5~10%(0.8점)
⑤ 5% 미만(0.4점)

1) 구강보건교육평가를 위한 설문지

대상 : 평가점수 ______________ 점

Ⅰ. 피교육자 성취도(6점)

1. 임신시 신체변화 원인은?

① 호르몬 변화 ② 위장질환 ③ 고혈압 ④ 당뇨병

2. 임신시 구강건강관리법으로 틀린 것은?

① 식이조절 ② 불소도포

③ 정기적 구강검진 ④ 폰즈법으로 칫솔질

Ⅱ. 교육유효도(2점)

1. 구강보건교육이 구강위생관리에 도움이 되었습니까?

① 매우 유익(2점) ② 다소 유익(1.6점)

③ 유익(1.2점) ④ 유익하지 않았음(0.8점)

⑤ 매우 유익하지 않았음(0.4점)

Ⅲ. 구강건강증진도(2점)

1. 치주가료필요도 지수 감소율은?

① 20% 이상(20점) ② 15~20%(1.6점)

③ 10~15%(1.2점) ④ 5~10%(0.8점)

⑤ 5% 미만(0.4점)

■ 개인구강보건교육 평가표

○○대학 치위생과

일 시	대 상	교육담당 학생
년 월 일 요일		외 명

평 가 기 준	평 가		
	상	중	하
우리 학생들의 사전방문 태도는 어떠했습니까?			
도착시간과 시작시간, 교육을 위한 준비는 어떠했습니까?			
예의바른 대학생이라고 생각하십니까?(인사, 옷차림, 태도, 어른공경)			
수업과정 전체에서 걸쳐 뚜렷이 드러나는 수업목표가 있었습니까?			
수업의 목표에 맞게 수업내용을 선정·조직하였습니까?			
교육내용에 관한 충분한 지식을 가지고 있었습니까?			
아동들의 특성에 맞는 교수방법을 활용하였습니까?			
교육자와 아동들 사이에 상호 교감이 이루어졌습니까?			
아동들의 사고를 자극하는 발문을 하였습니까?			
아동들의 정서에 적절히 대응하여 반응을 유도하거나 분위기를 조장하였습니까?			
예기치 않은 상황에 대한 대처는 바람직하였습니까?			
아동들의 학습결과나 반응에 대해 적절히 칭찬하고 오류를 교정하였습니까?			

총 평

평가자 : 선생님 (인)
선생님 연락처 :

2) 개별구강보건교육 사례

Ⅰ. 치아우식증의 치료환자 요구사정

· **증례**

연령 : 9세, 성별 : 여성, 키 : 130cm, 몸무게 : 29kg

혈압 : 110/60mmHg, 맥박 : 70회/분, 호흡 : 20회/분

의과병력 : 정상

치과병력 : C1과 C2의 다발성 구치부 치아우식증, 구호흡

사회력 : 부모님 맞벌이 하시고 학교 성적은 상위에 있으며, 중산층 가정에 속함

주소 : 치과치료를 무서워 함

현재의 구강위생상태 : 치경부에 전반적인 치면세균막 존재(O'Leary index : 80%)
치주탐침 시 경미한 출혈

하루 2회 잇솔질 실시

1. 교육목표	
2. 교육방법	
3. 교육매체 선정	

개인환자에 따른 구강보건 교육 계획

1. 환자 인적사항

1) 성함 : 김 * *

2) 생년월일 : 1976. 9. 3

3) 직업 : 회사원

2. Medical & Dental history

1) Medical History : normal

2) Chief complaint : #48 잇몸이 부어있고 통증을 느낌

3) Oral Examination : 우측 TMJ 통증은 없으나 소리가 남

4) Vital sign - B.P : 132/62mmHg
   - Pulse : 86 회

5) Periodontal Charting : - plaque rate : 43.8%(Gen. Slt.)
   - Bleeding rate : 28.1% (Gen. Mod.)
   - Calculus rate : 100% (Gen. Hvy)

6) Dental charting : #18,28,38,48 Mesioangulation
   #46 교합면 초기 우식

7) Occlusion Charting: Class 1(overbite, rotation)

8) Probing : #17 #15 #14 #27 - 5~6mm

3. 현재 구강상태

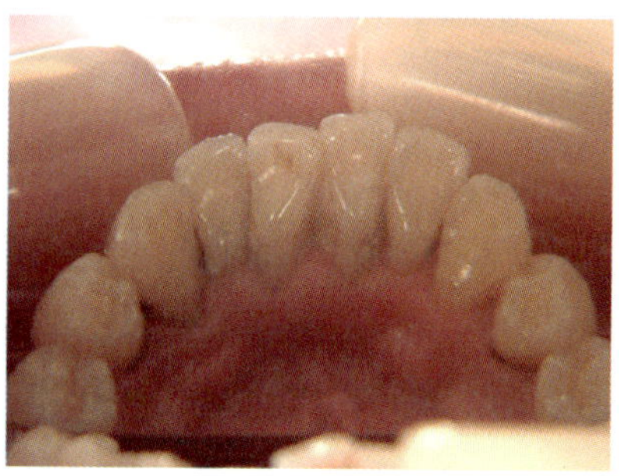

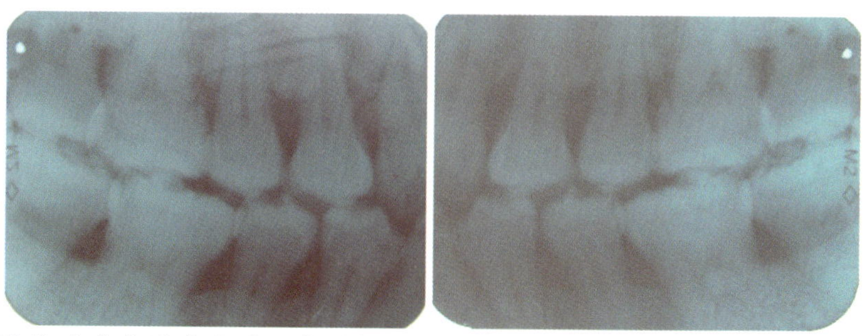

*전체적으로 Gingival Swelling, 연상연하에 다량의 치석이 있으며 칫솔질 시 출혈과 통증을 느낌.

6. 교안작성

<table>
<tr><td>교 육
주 제</td><td colspan="2"></td><td>교육방법</td><td colspan="3"></td></tr>
<tr><td>교 육
대 상</td><td colspan="2"></td><td>교육시간</td><td></td><td>차시</td><td></td></tr>
<tr><td rowspan="4">학 습
목 표</td><td colspan="6"></td></tr>
<tr><td colspan="6"></td></tr>
<tr><td colspan="6"></td></tr>
<tr><td colspan="6"></td></tr>
<tr><td>학 습
단 계</td><td>학습요소</td><td colspan="2">교수 – 학습내용</td><td>시 간</td><td colspan="2">자료 및 유의점</td></tr>
<tr><td>도 입</td><td>주의집중
동기부여
학습문제제시</td><td colspan="2"></td><td></td><td colspan="2"></td></tr>
<tr><td>전 개</td><td>학습활동</td><td colspan="2"></td><td></td><td colspan="2"></td></tr>
<tr><td>정 리</td><td>학습내용정리
차시예고</td><td colspan="2"></td><td></td><td colspan="2"></td></tr>
</table>

7. 교육실시 발표(교육매체 제작 발표)

8. 교육평가 활동

피교육자 성취도 평가	
교육유효도 평가	
구강건강증진도 평가	

Ⅱ. 치주질환자 요구사정

· **증례**

연령 : 40세, 성별 : 남성, 키 : 178cm, 몸무게 : 80kg
혈압 : 110/60mmHg, 맥박 : 60회/분, 호흡 : 18회/분
의과병력 : 정상
치과병력 : 하악전치부와 상악대구치 부위 치주탐침깊이 5~7mm
사회력 : 자동차공장의 생산라인에서 일하고 있으며 경제적 상황은 중간층에 속함
주소 : 3교대 근무로 항상 잠과 시간이 부족함
현재의 구강위생상태 : 전반적으로 치면세균막 존재(O'Leary index : 55%)
치관부에 1/2에 다량의 담배착색이 있음
치주탐침 시 중등도 출혈
하루 2회 잇솔질 실시, 이쑤시개 사용
흡연 : 하루에 한갑
식습관 : 3회의 정규 식사, 간식 1회, 육류 위주의 식사

1. 교육목표	
2. 교육방법	
3. 교육매체 선정	

9. 교안작성

<table>
<tr><td>교 육
주 제</td><td colspan="2"></td><td>교육방법</td><td colspan="3"></td></tr>
<tr><td>교 육
대 상</td><td colspan="2"></td><td>교육시간</td><td></td><td>차시</td><td></td></tr>
<tr><td rowspan="4">학 습
목 표</td><td colspan="6"></td></tr>
<tr><td colspan="6"></td></tr>
<tr><td colspan="6"></td></tr>
<tr><td colspan="6"></td></tr>
<tr><td>학 습
단 계</td><td>학습요소</td><td colspan="2">교수 - 학습내용</td><td colspan="2">시 간</td><td>자료 및 유의점</td></tr>
<tr><td>도 입</td><td>주의집중
동기부여
학습문제제시</td><td colspan="2"></td><td colspan="2"></td><td></td></tr>
<tr><td>전 개</td><td>학습활동</td><td colspan="2"></td><td colspan="2"></td><td></td></tr>
<tr><td>정 리</td><td>학습내용정리
차시예고</td><td colspan="2"></td><td colspan="2"></td><td></td></tr>
</table>

10. 교육실시 발표(교육매체 제작 발표)

11. 교육평가 활동

피교육자 성취도 평가	
교육유효도 평가	
구강건강증진도 평가	

Ⅲ. 교정장치장착환자 요구사정

· **증례**

연령 : 13세, 성별 : 남성, 키 : 156cm, 몸무게 : 40kg

혈압 : 112/70mmHg, 맥박 : 70회/분, 호흡 : 15회/분

의과병력 : 정상

치과병력 : Class Ⅱ로 고정성 교정장치장착, 밤에 이갈이 함.

사회력 : 방과 후 동생과 주로 있으며 경제력은 하위층에 속함

주소 : 자신의 구강구조에 불만이 많으며, 이성에 관심이 많음

현재의 구강위생상태 : 브라켓 근처 다량의 치면세균막 존재(O'Leary index : 80%)

하악전치부 설측에 1/3 가량 치석이 있음

치주탐침 시 경미도 출혈

하루 3회 잇솔질 실시, 치간칫솔 사용

식습관 : 3회의 정규 식사, 잦은 간식 섭취, 기초식품군을 고르게 섭취함

1. 교육목표	
2. 교육방법	
3. 교육매체 선정	

12. 교안작성

<table>
<tr><td>교 육
주 제</td><td colspan="2"></td><td>교육방법</td><td colspan="2"></td></tr>
<tr><td>교 육
대 상</td><td colspan="2"></td><td>교육시간</td><td>차시</td><td></td></tr>
<tr><td rowspan="4">학 습
목 표</td><td colspan="5"></td></tr>
<tr><td colspan="5"></td></tr>
<tr><td colspan="5"></td></tr>
<tr><td colspan="5"></td></tr>
<tr><td>학 습
단 계</td><td>학습요소</td><td colspan="2">교수 - 학습내용</td><td>시 간</td><td>자료 및 유의점</td></tr>
<tr><td>도 입</td><td>주의집중
동기부여
학습문제제시</td><td colspan="2"></td><td></td><td></td></tr>
<tr><td>전 개</td><td>학습활동</td><td colspan="2"></td><td></td><td></td></tr>
<tr><td>정 리</td><td>학습내용정리
차시예고</td><td colspan="2"></td><td></td><td></td></tr>
</table>

13. 교육실시 발표(교육매체 제작 발표)

14. 교육평가 활동

피교육자 성취도 평가	
교육유효도 평가	
구강건강증진도 평가	

Ⅳ. 보철물장착환자 요구사정

· 증례

연령 : 65세, 성별 : 여성, 키 : 155cm, 몸무게 : 61kg

혈압 : 120/82mmHg, 맥박 : 66회/분, 호흡 : 18회/분

의과병력 : 정상

치과병력 : 상악구치부 임플란트장착, 하악구치부 3번 골드 브릿지

사회력 : 연금은 받고 있으나 넉넉하지 못하며 남편과 노후를 보내고 있음

주소 : 하악보철물에 통증을 호소함

현재의 구강위생상태 : 전반적으로 치면세균막 존재(O'Leary index : 50%)
치주탐침 시 중등도 출혈

하루 2회 잇솔질 실시, 물사출기 사용

식습관 : 점심과 저녁의 3회 식사, 간식 2회, 채소 위주의 식사

1. 교육목표	
2. 교육방법	
3. 교육매체 선정	

15. 교안작성

<table>
<tr><td>교 육
주 제</td><td colspan="2"></td><td>교육방법</td><td colspan="2"></td></tr>
<tr><td>교 육
대 상</td><td colspan="2"></td><td>교육시간</td><td></td><td>차시</td></tr>
<tr><td rowspan="4">학 습
목 표</td><td colspan="5"></td></tr>
<tr><td colspan="5"></td></tr>
<tr><td colspan="5"></td></tr>
<tr><td colspan="5"></td></tr>
<tr><td>학 습
단 계</td><td>학습요소</td><td>교수 - 학습내용</td><td>시 간</td><td colspan="2">자료 및 유의점</td></tr>
<tr><td>도 입</td><td>주의집중
동기부여
학습문제제시</td><td></td><td></td><td colspan="2"></td></tr>
<tr><td>전 개</td><td>학습활동</td><td></td><td></td><td colspan="2"></td></tr>
<tr><td>정 리</td><td>학습내용정리
차시예고</td><td></td><td></td><td colspan="2"></td></tr>
</table>

16. 교육실시 발표(교육매체 제작 발표)

17. 교육평가 활동

피교육자 성취도 평가	
교육유효도 평가	
구강건강증진도 평가	

Ⅴ. 치경부마모증환자 요구사정

· 증례

연령 : 43세, 성별 : 여성, 키 : 162cm, 몸무게 : 50kg
혈압 : 110/66mmHg, 맥박 : 64회/분, 호흡 : 20회/분
의과병력 : 정상
치과병력 : 상악 소구치부위 치경부에 레진필링, 상하악 구치부 치은 퇴축
사회력 : 고교 교사로 근무하고 있으며, 경제적으로 어려움이 없음.
주소 : 하악소구치 치경부에 마모증이 있고 시린 증상과 구취를 호소함
현재의 구강위생상태 : 치간 사이 치면세균막 존재(O'Leary index : 20%)
치석은 없음
음식물 섭취마다 잇솔질 함, 치실 사용.
식습관 : 3회의 정규식사, 간식 섭취는 거의 하지 않음.
고른 기초식품군 섭취

1. 교육목표	
2. 교육방법	
3. 교육매체 선정	

18. 교안작성

<table>
<tr><td>교 육
주 제</td><td colspan="2"></td><td>교육방법</td><td colspan="3"></td></tr>
<tr><td>교 육
대 상</td><td colspan="2"></td><td>교육시간</td><td></td><td>차시</td><td></td></tr>
<tr><td rowspan="4">학 습
목 표</td><td colspan="6"></td></tr>
<tr><td colspan="6"></td></tr>
<tr><td colspan="6"></td></tr>
<tr><td colspan="6"></td></tr>
<tr><td>학 습
단 계</td><td>학습요소</td><td colspan="2">교수 - 학습내용</td><td>시 간</td><td colspan="2">자료 및 유의점</td></tr>
<tr><td>도 입</td><td>주의집중
동기부여
학습문제제시</td><td colspan="2"></td><td></td><td colspan="2"></td></tr>
<tr><td>전 개</td><td>학습활동</td><td colspan="2"></td><td></td><td colspan="2"></td></tr>
<tr><td>정 리</td><td>학습내용정리
차시예고</td><td colspan="2"></td><td></td><td colspan="2"></td></tr>
</table>

19. 교육실시 발표(교육매체 제작 발표)

20. 교육평가 활동

피교육자 성취도 평가	
교육유효도 평가	
구강건강증진도 평가	

구강보건교육학실습 리허설 평가지

학기 20 년 월 일

조명	조 원	평가일	교육리허설									
			인 사		태도/표정		보조자료활용		원고 암기		목소리	
			교 수	학 생	교 수	학 생	교 수	학 생	교 수	학 생	교 수	학 생
1												
2												
3												
4												
5												
6												

구강보건교육학실습 리허설 평가지

학기 20 년 월 일

조명	조 원	평가일	교육리허설									
			인 사		태도/표정		보조자료활용		원고 암기		목소리	
			교 수	학 생	교 수	학 생	교 수	학 생	교 수	학 생	교 수	학 생
1												
2												
3												
4												
5												
6												

구강보건교육학실습 리허설 평가지

학기 20 년 월 일

조명	조 원	평가일	교 육 리 허 설									
			인 사		태도/표정		보조자료활용		원고 암기		목소리	
			교 수	학 생	교 수	학 생	교 수	학 생	교 수	학 생	교 수	학 생
1												
2												
3												
4												
5												
6												

구강보건교육실습 자가 평가지

학년　학번　이름

평 가 내 용	평 가		
	상	중	하
구강보건교육학의 개념과 중요성을 충분히 인지하고 실습에 임하였는가?			
교육계획서 작성은 체계적이고 논리적인가?			
수집된 자료를 근거로 계획을 세웠는가?			
현장구강보건교육을 위한 준비는 충실하였는가?			
구강보건교육수업내용은 명확하게 전달되었는가?			
구강보건교육에 대한 대상자들의 만족도는 높은가?			
구강보건교육수업은 창의력을 발휘하여 진행하였는가?			
질문에 대한 답변태도가 적절하였는가?			
구강보건교육자로서의 자질을 갖추었는가?			
우리조는 팀웍이 잘되었는가?			
책임감있고 성실하게 실습에 임하였는가?			
구성원들간에 역할 분담과 협조가 잘 이루어졌는가?			

총 평

평가자 성명 :　　(인)

구강보건교육실습 자가 평가지

학년　　학번　이름

평　가　내　용	평 가		
	상	중	하
구강보건교육학의 개념과 중요성을 충분히 인지하고 실습에 임하였는가?			
교육계획서 작성은 체계적이고 논리적인가?			
수집된 자료를 근거로 계획을 세웠는가?			
현장구강보건교육을 위한 준비는 충실하였는가?			
구강보건교육수업내용은 명확하게 전달되었는가?			
구강보건교육에 대한 대상자들의 만족도는 높은가?			
구강보건교육수업은 창의력을 발휘하여 진행하였는가?			
질문에 대한 답변태도가 적절하였는가?			
구강보건교육자로서의 자질을 갖추었는가?			
우리조는 팀웍이 잘되었는가?			
책임감있고 성실하게 실습에 임하였는가?			
구성원들간에 역할 분담과 협조가 잘 이루어졌는가?			

총 평

평가자 성명 :　　　(인)

구강보건교육실습 자가 평가지

학년 학번 이름

평 가 내 용	평 가		
	상	중	하
구강보건교육학의 개념과 중요성을 충분히 인지하고 실습에 임하였는가?			
교육계획서 작성은 체계적이고 논리적인가?			
수집된 자료를 근거로 계획을 세웠는가?			
현장구강보건교육을 위한 준비는 충실하였는가?			
구강보건교육수업내용은 명확하게 전달되었는가?			
구강보건교육에 대한 대상자들의 만족도는 높은가?			
구강보건교육수업은 창의력을 발휘하여 진행하였는가?			
질문에 대한 답변태도가 적절하였는가?			
구강보건교육자로서의 자질을 갖추었는가?			
우리조는 팀웍이 잘되었는가?			
책임감있고 성실하게 실습에 임하였는가?			
구성원들간에 역할 분담과 협조가 잘 이루어졌는가?			

총 평

평가자 성명 : (인)

학생 최종평가지

조	조	출석	과제물	리허설				수업태도 팀워	매체제작	현장실습	총점
1											
2											
3											
4											
5											
6											

학생 최종평가지

조	조	출석	과제물	리허설				수업태도 팀웍	매체제작	현장실습	총점
1											
2											
3											
4											
5											
6											

학생 최종평가지

조	조	출석	과제물	리허설				수업태도 팀웍	매체제작	현장실습	총점
1											
2											
3											
4											
5											
6											

21. 집단구강보건교육 목적설정

22. 집단구강보건교육 목표설정

23. 집단구강보건교육내용 선정조직(교안작성)

<table>
<tr><td>교육주제</td><td colspan="2">유치 구강보건교육</td><td>교육방법</td><td colspan="3">강의법</td></tr>
<tr><td>교육대상</td><td colspan="2">유아 및 부모</td><td>교육시간</td><td>10분</td><td>차 시</td><td>1차시</td></tr>
<tr><td>학습목표</td><td colspan="6">1. 유치의 맹출시기를 설명할 수 있다.
2. 유치의 역할을 설명할 수 있다.
3. 치아 건강과 발육을 위한 음식을 선정할 수 있다.</td></tr>
<tr><td>학습단계</td><td>학습요소</td><td colspan="2">교수 – 학습내용</td><td>시간</td><td colspan="2">자료 및 주의점</td></tr>
<tr><td rowspan="3">도입</td><td>주의집중</td><td colspan="2">– 부모가 관심을 가질 수 있는 분위기를 조성한다.
– 유아의 구강질환을 가진 사진 제시
– 유치 보철물 모형제시</td><td rowspan="3">3분</td><td colspan="2" rowspan="3">유치악 모형
그림
구강위생용품
LCD Projector
융판
OHP</td></tr>
<tr><td>동기부여</td><td colspan="2">– 만 6개월부터 유치가 맹출하는 시기이므로 치아 건강관리 필요성을 설명한다.</td></tr>
<tr><td>학습문제 제시</td><td colspan="2">유치맹출시기, 치아의 역할, 구강건강관리</td></tr>
<tr><td>전개</td><td>학습활동</td><td colspan="2">– 유치는 언제 맹출 합니까?
유중절치 : 6~7개월 유측절치 : 7~8개월
제1유구치 : 12~16개월 유견치 : 16~20개월
제2유구치 : 20~30개월
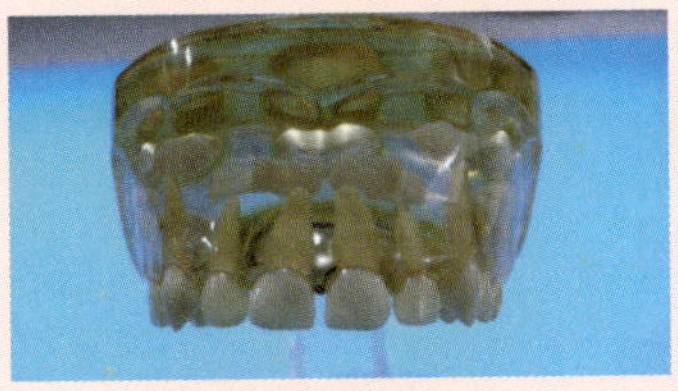 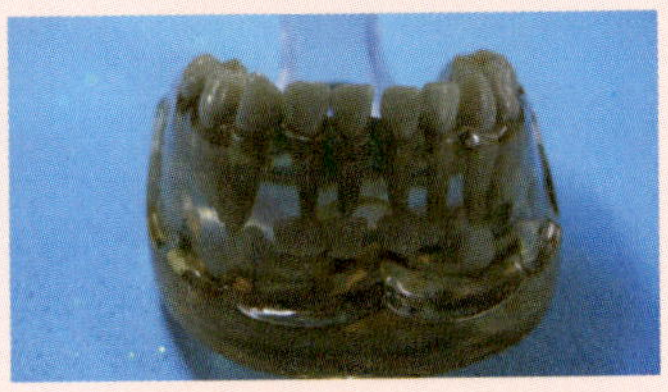
– 유치는 어떤 역할을 합니까?
○ 심미적 기능, 발음기능, 저작기능
○ 턱뼈의 발육과정
○ 영구치의 위치선정의 중요성
– 치아발육 및 우식예방에 도움을 주는 영양소는 어떤 것이 있습니까?
○ 칼슘, 불소</td><td>14분</td><td colspan="2">유치맹출모형</td></tr>
<tr><td rowspan="2">정리</td><td>학습내용 정리</td><td colspan="2">• 유치는 6~30개월에 맹출 합니다.
○ 유치 맹출순서 확인
○ 이유식 제공시기
– 유치의 역할은 영구치가 날 때까지 간격을 유지하는 역할
– 유치가 조기상실 할 경우 간격유지 장치가 필요하다.
– 치아발육을 돕는 음식은 칼슘과 인이 많이 함유된 음식</td><td rowspan="2">3분</td><td colspan="2" rowspan="2">유치맹출모형
유치간격유지
장치모형
칼슘과 인이
함유된 음식
그림제시</td></tr>
<tr><td>차시 학습예고</td><td colspan="2">– 우유병 우식증에 관한 설명하겠습니다.</td></tr>
</table>

■ 집단구강보건교육 교안

<table>
<tr><td>교육주제</td><td></td><td>교육방법</td><td colspan="3"></td></tr>
<tr><td>교육대상</td><td></td><td>교육시간</td><td></td><td>차 시</td><td></td></tr>
<tr><td>학습목표</td><td colspan="5"></td></tr>
</table>

<table>
<tr><td>학습단계</td><td>학습요소</td><td>교수 – 학습내용</td><td>시간</td><td>자료 및 주의점</td></tr>
<tr><td rowspan="3">도입</td><td>주의집중</td><td></td><td rowspan="3"></td><td rowspan="3"></td></tr>
<tr><td>동기부여</td><td></td></tr>
<tr><td>학습문제
제시</td><td></td></tr>
<tr><td>전개</td><td>학습활동</td><td></td><td></td><td></td></tr>
<tr><td rowspan="2">정리</td><td>학습내용
정리</td><td></td><td rowspan="2"></td><td rowspan="2"></td></tr>
<tr><td>차시
학습예고</td><td></td></tr>
</table>

■ 개별구강보건교육 스토리보드

24. 집단구강보건교육 편제표 작성

집단구강보건교육 일정표

	10 /27	28	29	30	31	11 /1	2	3	4	5	6	7	8	9	10	11	12	13	14	15
교육계획서 완성																				
도입 시나리오 완성 후 수정																				
도입 시나리오 재수정																				
도입 시나리오 완성																				
전개(연극) 시나리 오 완성 후 수정																				
전개(연극) 시나리 오 완성																				
결말 시나리오 완성 후 수정																				
시나리오 완성																				
보조자료계획																				
보조자료 재료 사기																				
보조자료 만들기																				
보조자료 완성																				

■ 집단구강보건교육 일정표

일 정 / 항 목	월 일	월 일	월 일	월 일	월 일	월 일	월 일	월 일	월 일	월 일	월 일	월 일	월 일	월 일	월 일	월 일	월 일	월 일	월 일
교육계획안 완성																			
도입 시나리오 1차 완성																			
도입 시나리오 2차 완성																			
도입 시나리오 3차 완성																			
전개 시나리오 1차 완성																			
전재 시나리오 2차 완성																			
전개 시나리오 3차 완성																			
결말 시나리오 1차 완성																			
결말 시나리오 2차 완성																			
결말 시나리오 3차 완성																			
전체 시나리오 완 성																			
보조 자료계획																			
보조 자료 재료 구매하기																			
보조자료 만들기																			
보조 자료 제작 완성																			

■ 집단구강보건교육 일정표 작성 활동지

일 정 / 항 목	월 일	월 일	월 일	월 일	월 일	월 일	월 일	월 일	월 일	월 일	월 일	월 일	월 일	월 일	월 일	월 일	월 일	월 일	월 일
교육계획안 완성																			
도입 시나리오 1차 완성																			
도입 시나리오 2차 완성																			
도입 시나리오 3차 완성																			
전개 시나리오 1차 완성																			
전재 시나리오 2차 완성																			
전개 시나리오 3차 완성																			
결말 시나리오 1차 완성																			
결말 시나리오 2차 완성																			
결말 시나리오 3차 완성																			
전체 시나리오 완 성																			
보조 자료계획																			
보조 자료 재료 구매하기																			
보조자료 만들기																			
보조 자료 제작 완성																			

25. 집단구강보건교육 요구사정

1. 유아의 일반적 특성

영아는 생후 2주부터 만 2세까지의 시기에 있는 아이를 의미하며 유아는 일반적으로 만 6세 이하의 아이를 뜻한다. 인간의 인지발달은 감각동작기 - 전조작기 - 구체적 조작기 - 형식적 조작기의 4단계를 거쳐 발달되며 이 4단계는 연속적이고 점진적인 변화로 나타난다.

■ 감각동작기(0~2세)

모든 정보를 감각을 통하여 받아들이며 신체의 근육을 통하여 반응한다.

■ 전조작기(2~7세)

언어가 발달하나 논리적으로 사고할 수 없고 자아 중심적이며 변형, 보존성, 가역성 개념을 갖지 못한다.

■ 구체적 조작기(7~11세)

변형, 보존성, 가역성 개념을 가지고 구체적 경험에 의한 논리적인 조작이 가능한 시기이나 추상적인 논리조작은 불가능하다.

■ 형식적 조작기(11세 이상)

구체적 물체나 직접적인 관찰이 없어도 추상적, 형식적 사고를 할 수 있다. 이론적 추리에 의해서 추상적인 방법으로 문제에 접근하며 문제를 해결하기에 앞서 예상되는 모든 해답을 논리적으로 고려할 수 있다. 가설 - 연역적인 사고를 할 수 있다.

2. 구강발달 특성

1) 신생아 구강건강

생후 6개월까지 치아는 맹출되지 않고 치아가 맹출할 위치의 뼈와 잇몸의 모양이 생성

2) 생후 6개월~2세 유치맹출시기 및 유아의 조작기능관계

유치	맹출시기	조작기능
유중절치	6~7개월	엄지손가락을 사용하지 않고 손바닥으로 물건을 쥔다.
유측절치	7~8개월	엄지손가락을 사용하지 않고 손바닥으로 물건을 쥔다.
제1유구치	12~16개월	엄지손가락을 사용하여 물건을 쥔다.
유견치	16~20개월	손가락 모두 사용하여 물건을 쥔다.
제2유구치	20~30개월	손가락 모두 사용하여 물건을 조작한다.

3. 유아의 구강질환

1) 치아우식증

① 치아우식증 발생원인
- 구강내 세균이 당을 분해해서 생성하는 산에 의해 치아가 썩으면서 발생
- 숙주요인+음식+세균=치아우식증 발생

② 치아우식증 세균감염 발생기전
- 껴안고 입맞춤하는 과정에서 세균이 감염된다.
- 칫솔과 식기를 통해 감염된다.

③ 구강보건교육
- 부모의 구강관리 중요성을 인식시킨다.
- 부모의 습관을 모방하므로 부모의 구강위생관리습관을 올바르게 교육시킨다.

■ 집단구강보건교육대상자 요구사정 활동지

대상자(기관)	요구사정

■ 집단구강보건교육대상자 요구사정 활동지

대상자(기관)	요구사정

■ 집단구강보건교육대상자 요구사정 활동지

대상자(기관)	요구사정

26. 집단구강보건교육 교육계획서

교육계획서

교육대상	영 · 유아
교육일시	
교육주제	영 · 유아는 체계적인 구강위생관리로 구강건강을 증진시켜 우식유발지수를 낮출 수 있다.
교육목표	1. 치아의 구조를 설명할 수 있다. 2. 치아우식증의 발생원인을 기술할 수 있다. 3. 치아우식증의 진행과정을 진술할 수 있다. 4. 치아우식증의 예방법(불소도포, 실란트)을 말할 수 있다. 5. 치아에 이로운 음식, 해로운 음식을 구성할 수 있다. 6. 잇솔질의 중요성을 설명할 수 있다. 7. 올바른 잇솔질(횡마법)을 할 수 있다.
교육내용	치아의 구조를 사과모형에 빗대어 설명하면서 충치의 발생 원인을 가르쳐 준다. 그리고 치아우식증의 진행과정을 사과가 썩는 과정에 빗대어 눈으로 직접 보면서 알게 된다. 그 다음 치아우식증의 예방법으로 실란트, 불소도포가 있다는 것을 설명한다. 또 치아에 이로운 음식과 해로운 음식은 실제 음식을 이용하여 아이들이 직접 참여하여 쉽게 구분할 수 있도록 하고 잇솔질의 중요성을 배운 후 올바른 잇솔질 시범을 보여준다. 아이들이 따라 하여 잇솔질 방법을 완벽히 습득한다. 마지막으로 아이들의 흥미를 유발시키고 잇솔질의 중요성을 다시 한번 쉽게 정리하는 차원에서 연극과 노래를 들려주며 마무리한다.
교육방법	강의법, 문답법, 극 활동
교육매체	연극, 치아모형, 칫솔, 노래 자료, 충치 및 치아그림 보조자료, 충치 실제사진 등
교육 후 기대효과	우리의 구강보건교육을 받은 아이들이 소홀히 하기 쉬운 구강관리와 충치의 예방법을 학습함에 있어 튼튼한 이가 유지될 수 있음을 인식한다. 그리고 영 · 유아에게 알맞은 잇솔질법을 교육시켜 생활 속에서 실천하는 태도를 습득하게 된다. 또한 이를 보호하고 소중히 하려는 마음을 갖게 된다.
교육자	○○대학 치위생과 ○반 조장 : ○○○

■ 집단구강보건교육 교육계획서 활동지

집단구강보건교육 교육계획서

교육대상	
교육일시	
교육주제	
교육목표	
교육내용	
교육방법	
교육매체	
교육 후 기대효과	
교육자	

27. 집단구강보건교육 토의학습

일 시	
토의목표	마지막 우리들만의 리허설
토의내용	1. ○○월 ○○일 ○요일 ○시 리허설 확정 2. 2명씩 나와서 보조자료를 활용하여 발표 - 대사 전혀 생각나지 않고 떨리며 자료활용도도 떨어진다. - 시나리오를 완벽히 외우는 것도 중요하지만 흐름을 파악하는 것이 더욱 더 중요하다. - 발표하면서 잊어버리더라도 당황하지 않고 재치 있게 말할 수 있는 자신감을 갖는다. - 치간칫솔, 치실도 활용한다. 3. 잘못된 점을 서로 서로 지적해준다. - 대체적으로 웃음이 없고 어색해했다. - 시나리오를 완벽히 외워 오지 않았다.
토의결과	· ○○월 ○○일 ○요일 발표 2시간 전에 모임(시간 엄수) · 보조자료는 메일로 각자 보내고 보고 연습
기 타	

■ 집단구강보건교육 토의학습 활동지

집단구강보건교육 토의학습 활동지

일 시	
토의목표	
토의내용	
토의결과	
기 타	

■ 집단구강보건교육

집단구강보건교육 수행

일 시		
교육대상		

활동사진 1	활동사진 2
활동사진 3	활동사진 4

28. 집단구강보건교육 토의결과보고서

토의결과보고서

※ 일 시 : ○○○○년 ○○월 ○○일
※ 장 소 :
※ 참여자 :
※ 안 건 : 집단구강보건교육 대상자 교육방법 및 내용 구체적 상의

■ 내용(1)

- 대상자 : 유아
- 교육방법
  - 의견 1 : 연극만 할 것인지 다른 내용도 같이 할 것인지 결정하자
  - 의견 2 : 연극 안에 모든 것을 넣자. 직접 아이들 앞에서 다시 교육시키자.
  - 의견 3 : 연극을 하면서 질문을 던지자. 따라할 수 있도록 유도 치과놀이를 하는 방법으로 하자.
  - 의견 4 : 연극만 하면 와닿지 않기 때문에 연극이 끝난 뒤 다시 교육을 하자. 분단을 나누어 교육
  - 의견 5 : 배경 및 소품을 준비
  - 의견 6 : 연극과 마지막에 다시 교육, 칫솔을 모두 준비
  - 의견 7 : 아이들을 동참시켜 치과를 배경으로 교육
  - 의견 8 : 아이들이 집중할 수 있는 시간을 고려하여 연극과 시간을 정하자.

■ 결론(1) : 연극 & TBI 재교육

■ 시간 : 15~30분 연극

■ 내용(2)

- 의견 1 : 치과방문과 치료에 대해 (치과를 잘 갈 수 있도록 유도) 무서움증을 극복하기 위한 내용을 넣자.
- 의견 2 : 천사와 악마를 정해 치과에서 생기는 일에 대해 연극을 하자.
- 의견 3 : 연극의 주제를 정하자. 주제에 맞추어 연극방법을 정하자.
- 의견 4 : 치과방문과 치료에 대해 무서움증 극복은 너무 광범위하므로 충치 등의 내용에 국한시키자.
- 의견 5 : 안내자, 지도자 등을 천사로 정해 안내하는 방법으로 하자.
- 의견 6 : 치과를 배경으로 하기에는 소품준비 등 어려움이 많기 때문에 충치나 6세구치에 대한 내용으로 하자.
- 의견 7 : TBI 교육, 대체적으로 우식에 대한 내용으로 하자.
- 의견 8 : 치아에 좋은 음식, 나쁜 음식을 고르는 방식으로 우식을 예방할 수 있도록 교육하자.

■ 결론(2) : 주제 - 충치(좋은 음식, 나쁜 음식에 대한 내용, TBI 포함)

■ 집단구강보건교육 토의결과보고서 활동지

집단구강보건교육 토의결과보고서 활동지

일 시	
장 소	
참여자	
회의 안건	
회의내용	
업무분장	
결 론	

■ 집단구강보건교육 주중모임 결과보고서

주중모임 결과보고서			
조 명	○○○○○		
조 원	○○○ 외 7명		
일 시	○○○○년 ○○월 ○○일	시 간	○○시
장 소	○○대학		
안 건	1. 집단구강보건교육 대상자 선정 2. 개별구강보건교육 대상자 선정 3. 각 대상자에 대한 교육요구와 교육요구사정		
토의내용	우리 조원 8명은 지난 집단구강보건교육과 개별구강보건교육의 교육요구와 교육요구사정을 토의하기 위해 학교 도서관에서 주중모임을 가졌다. 주말을 이용하여 토의를 위한 자료를 각자 조사해왔다. 그리하여 집단보건교육의 교육요구와 교육요구사정은 '○○○, ○○○, ○○○', 개별구강보건교육 중 치면세마의 교육요구와 교육요구사정은 '○○○, ○○○', 개별구강보건교육 중 고정성 가공의치 교육요구와 교육요구사정은 ○○○, ○○○, ○○○'이 조사해왔다. 우리는 모든 자료를 모아서 먼저 집단보건교육에 대하여 토의를 하였다. 수많은 대상자 가운데 우리는 유아를 선택하여 구강보건교육을 하기로 결정했다. 유아에게서 발생할 수 있는 문제점과 해결방안 등에 대해 토의를 하였다. 그리고 두번째로 개별구강보건교육 중 치면세마에 대해 토의를 하였다. 치면세마 중에서도 국민들의 구강건강증진에 가장 많이 영향을 끼치는 스케일링의 올바른 개념과 잘못된 인식, 필요성 등에 대해 토의를 하였다. 고정성 가공의치를 장착했을 때 일어날 수 있는 문제점과 그 원인, 해결방안 등에 대해 토의를 하였다.		
토의결과	집단구강보건교육의 대상자는 유아로 결정하였고 그에 따른 교육요구와 교육요구사정을 토의하고 정리하였다. 개별구강보건교육의 대상자는 치면세마 중 스케일링 한 환자로 결정하였고 그에 따른 교육요구와 교육요구사정을 토의하고 정리하였다. 고정성 가공의치를 장착한 환자를 대상자로 선정하고 그에 따른 교육요구와 교육요구사정을 토의하고 정리하였다.		

■ 집단구강보건교육 주중모임 결과보고서 활동지

집단구강보건교육 주중모임 결과보고서 활동지

일 시	
장 소	
참여자	
조 명	
토의안건	
토의내용	
결 론	

29. 집단구강보건교육 현장실습을 위한 전화상담

전 화 상 담

※ 날 짜 :
※ 시 간 :
※ 발신자 : ○○○
※ 수신자 : '○○초등학교' ○○○ 학교장 선생님

■ 통화내용

☏ 안녕하십니까? 저는 ○○대학 치위생과 재학 중인 ○○○입니다.

☎ 네.

☏ 저희 학생들이 ○○초등학교 학생을 대상으로 구강보건교육을 실시하고자 합니다.

☎ 네, 무엇을 도와드릴까요?

☏ 구강보건교육을 위한 장소, 시간, 대상선정에 대한 의논을 하려고 합니다. 구강보건교육실시를 위한 사전 방문을 하려고 하는데 방문가능 시간을 알려 주십시오.

☎ 네, ○○월 ○○일 ○요일 ○○시에 학교로 오세요.

☏ 네, 알겠습니다. 그럼 방문일정에 찾아뵙도록 하겠습니다. 감사합니다.

■ 집단구강보건교육 현장실습을 위한 전화상담 내용작성 활동지

집단구강보건교육 현장실습을 위한 전화상담 내용작성 활동지

______ 조명	___학년 ___반 ___조 (조이름)
대상기관명	
전화통화일	_____년 ___월 ___일 ___요일 ___시
주 소	
연 락 처	
통 화 내 용	

30. 집단구강보건교육 보조자료계획서

집단구강보건교육 보조자료계획서

1. 어린이들의 관심을 유발하기 위한 아기자기한 소품을 이용한다.
   - 치아의 구조와 치아우식증의 진행과정을 쉽게 설명하기 위해 치아를 빗대어 만든 모형사과를 준비한다(부직포 사용).

2. 치아에 이로운 음식, 해로운 음식을 설명하기 위해 실제 소품을 이용한다.
   - E마트에서 과일, 채소, 초콜릿, 사탕, 젤리, 과자, 우유 등 다양한 음식을 산다.

3. 잇솔질법을 교육하기 위해 덴티폼과 칫솔을 이용한다,
   - 우리가 가지고 있는 덴티폼보다 교수님께서 사용하시는 대형 덴티폼이 아이들의 흥미를 좀 더 유발할 수 있으므로 교수님께 빌리도록 한다.

4. 교육 전 아이들의 개개인 칫솔이 구비되어 있는지 확인한다.
   - 잇솔질법을 교육한 후 다같이 해보기 위해 아이들의 칫솔이 필요하다.
   - 유치원에 아이들의 칫솔이 없을 시 미리 준비한다.

5. 연극시 입을 의상을 준비한다.
   - 예상 등장인물 : 치아맨, 세균맨, 칫솔맨, 주인공 어린이 등
   - 이벤트 가게에 직접 찾아가서 어울리는 의상을 빌린다.
   - 어울리는 의상이 없을 시 우리가 직접 제작한다(부직포 or 못입는 옷 or 천).

6. 연극시 효과음을 준비한다.
   - 긴장감이 흐르는 음악, 잇솔질을 할 때의 상쾌한 음악 등
   - 인터넷을 이용하여 듣고 알맞은 곡을 선정하여 CD로 제작

7. 마지막에 아이들과 인사를 나눌 때 흘러 나오며 다같이 흥얼거릴 수 있는 자체 제작한 노래를 준비한다.
   - 우리가 작사한 가사를 가지고 노래방으로 간다(요즘 노래방은 한곡, 한곡 녹음을 하여 인터넷으로 전송이 가능함).
   - 어울리는 만화 주제곡이나 알맞은 노래를 선정하여 배경음악으로 깔고 거기에 맞게 우리가 작사한 가사를 넣어 부른다.
   - 인터넷으로 전송된 노래를 편집하여 CD로 제작한다.

■ 집단구강보건교육 자료 계획서

집단구강보건교육 보조자료 계획서 활동지

____ 조명 조원명단	__학년 __반 __조 (조이름)

■ 집단구강보건교육 극 활동을 위한 주중모임

집단구강보건교육 극 활동을 위한 주중모임 활동지

일 시	
____ 조명 조원명단	__학년 __반 __조 (조이름) : 튼튼이 나라 백설공주
토의내용	1. 대본연습 : 장소 및 시간 정하기 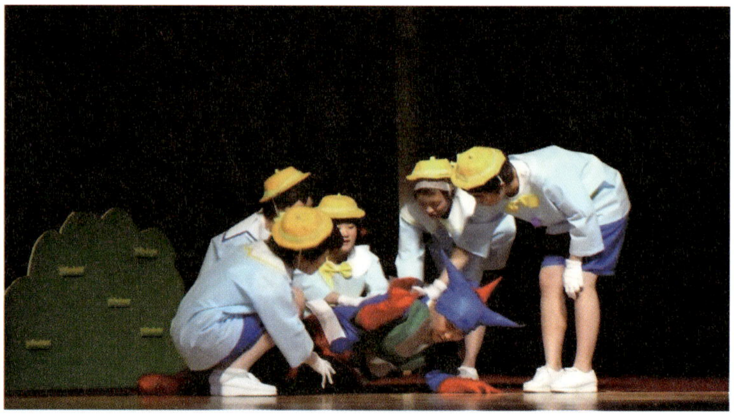 - 무대설치 연습 : 소품을 활용한 무대설치 - 동선 맞추기 - 율동연습
토의결과	1. 대본완벽하게 암기 2. 율동연습 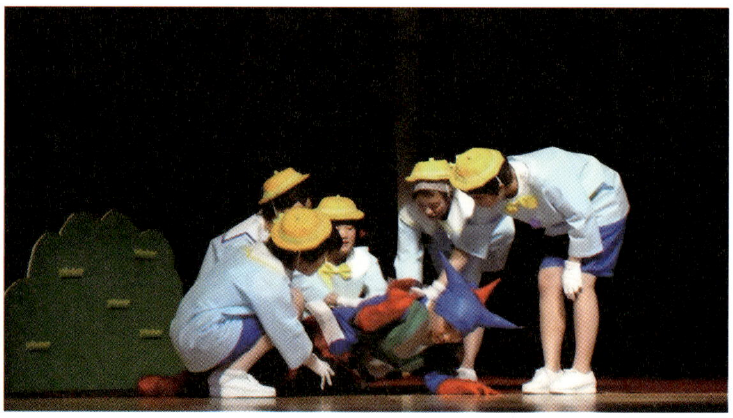
기 타	총연습 일정 약속하기(○○월 ○○일 ○시)

■ 집단구강보건교육 극 활동을 위한 주중모임

집단구강보건교육 극 활동을 위한 주중모임 활동지

일 시	
____ 조명 조원명단	__학년 __반 __조 (조이름)
토의내용	
토의결과	
기 타	

학습자 자가 진단평가서

담당교수		교과목명	
학 번		단원명	제3장 구강보건교육매체 활용
이 름			
평가일자	년 월 일		

능력단위 요소	문항	자가진단		
		우수	보통	미흡
구강보건교육매체 분석하기	구강보건교육매체의 선택 방법을 열거 할 수 있다			
	구강보건교육 매체 개발 과정을 열거 할 수 있다			
	구강보건교육매체의 장 단점을 비교 할 수 있다			
구강보건교육매체 제작하기	Transparency 제작 과정을 설명 할 수 있다			
	슬라이드 필름을 활용한 제작 과정을 설명 할 수 있다			
	파워포인트를 활용한 교육매체 제작 과정을 설명 할 수 있다			
	융판을 활용한 교육매체 제작 과정을 설명 할 수 있다			
	리플렛을 활용한 교육매체 제작 과정을 설명 할 수 있다			
	프린트를 활용한 교육매체 제작 과정을 설명 할 수 있다			
	멀티미디어를 활용하는 교육매체 제작 과정을 설명 할 수 있다			
	마인드 맵을 활용하는 교육매체 제작 과정을 설명 할 수 있다			
구강보건교육방법 활용하기	구강보건교육방법 선정 기준을 열거 할 수 있다			
	교육대상자에 따른 교육방법을 열거 할 수 있다			
	교육목표 분류에 따른 교육방법을 열거 할 수 있다			
구강보건교육평가지 활용하기	피교육자 성취도 평가 항목을 열거 할 수 있다			
	교육유효도 평가 항목을 열거 할 수 있다			
	구강보건증진도 평가 항목을 열거 할 수 있다			
대상자별 구강보건교육 교안 작성하기	치아우식증 치료 환자에 대해 교안 작성 항목을 열거할 수 있다			
	치주환자에 대해 교안 작성 항목을 열거 할 수 있다			
	교정장치 장착 환자에 대해 교안 작성 항목을 열거 할 수 있다			
	보철물 장착 환자에 대해 교안 작성 항목을 열거 할 수 있다			
	치경부 마모 환자에 대해 교안 작성 항목을 열거 할 수 있다			
구강보건교육실습 리허설 평가하기	구강보건교육 리허설 평가 항목을 열거 할 수 있다			
	구강보건교육실습 자가 평가 항목을 열거 할 수 있다			
	학생 최종 평가 항목을 열거 할 수 있다			
집단구강보건 교육수행하기	집단구강보건교육 목적을 열거 할 수 있다			
	집단구강보건교육 목표를 열거 할 수 있다			
	집단구강보건교육내용을 선정 할 수 있다			
	집단구강보건교육을 위한 교안을 작성 할 수 있다			
	집단구강보건교육에 대한 스토리보드를 작성 할 수 있다			
	집단구강보건교육에 대한 일정표를 작성 할 수 있다			
	집단구강보건교육에 대한 현장실습 항목을 작성 할 수 있다			

[진단결과]

능력단위요소	문항 수	합계점수	평균점수
구강보건교육매체 분석하기			
구강보건교육매체 제작하기			
구강보건교육방법 활용하기			
구강보건교육평가지 활용하기			
대상자별 구강보건교육 교안 작성하기			
구강보건교육실습 리허설 평가하기			
집단구강보건 교육수행하기			

※ 우수: 3점, 보통:2점, 미흡:1점

제4장

구강보건교육실시

■ 집단구강보건교육을 위한 방문보고서

■ 집단구강보건교육 극 활동을 위한 리허설 요령

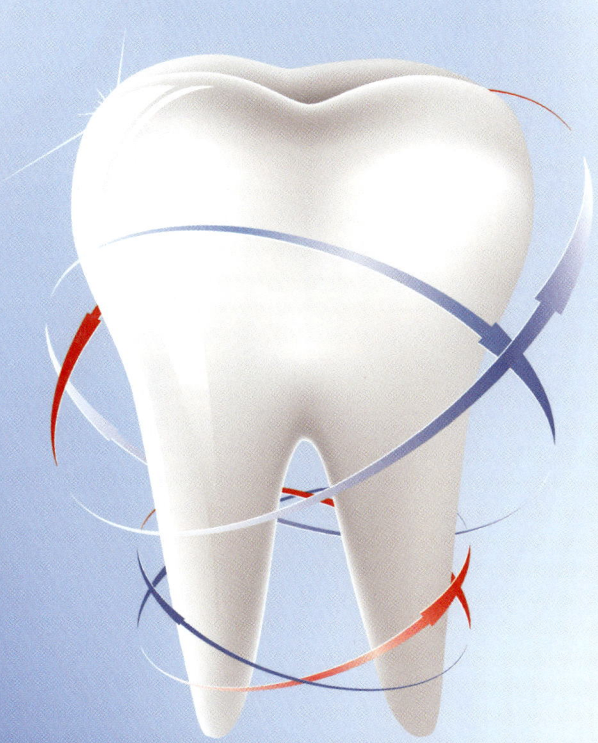

1. 집단구강보건교육을 위한 방문보고서

<table>
<tr><th colspan="4">방문보고서</th></tr>
<tr><td colspan="2">반 / 조명</td><td>○반 / ○○○○조</td><td>조원명</td><td>○○○ 외 7명</td></tr>
<tr><td colspan="2">대상기관명 및 담당자</td><td>B유치원</td><td>주소 / 연락처</td><td></td></tr>
<tr><td colspan="2">방문일시 / 시간</td><td colspan="3">○○월 ○○일 ○○시</td></tr>
<tr><td colspan="2">회의내용 및 결정사항</td><td colspan="3">우리 조원은 ○○일 ○요일에 구강교육을 나갈 유치원을 선정하기 위해 학교에 모였다. 회의결과 학기 초에 나가기로 한 A유치원과 B유치원 중에 결정하기로 하였다.
유치원에 교육을 나가는 우리 반의 조장들과 이야기를 나눈 끝에 우리 조는 B유치원에 나가기로 결정하고 조교 선생님께 말씀드려 전화번호를 받은 후 방문을 하겠다고 사전 전화를 드렸다.
그러자 B유치원의 담당자 분께서 ○요일 오후 ○시 이후에 방문토록 하라고 하셔서 우리 조원들은 ○시에 만나기로 하였다.
B유치원에 도착하여 교육계획서를 보며 유치원 담당자 분과 유치원의 스케줄과 우리의 스케줄을 조율한 끝에 ○○월 ○○일 오전 ○시에 유치원 내 강당에서 공연을 하기로 하였다.
또한 규모가 큰 유치원이라 14반까지 있어서 7반씩 나누어 2번 공연을 하기로 하고 ○일 ○시 ○○분까지 도착하여 준비를 하기로 하였다. 또한 구강교육을 나가기 며칠 전에 다시 한번 연락하여 자세한 사항을 다시 말씀드리기로 하였다.

결정사항 - ○○월 ○○일 오전 ○○시에 유치원 내 강당에서 2회 공연 약속</td></tr>
<tr><td rowspan="2">교육시 준비사항</td><td>기 관</td><td colspan="3">강 당</td></tr>
<tr><td>교육자</td><td colspan="3">연극시 필요한 갖가지 소품들</td></tr>
<tr><td colspan="2">기 타</td><td colspan="3"></td></tr>
</table>

■ 집단구강보건교육을 위한 방문보고서

집단구강보건교육 현장실습을 위한 방문보고서

<table>
<tr><td colspan="2">____ 조명
조원명단</td><td>__학년 __반 __조 (조이름)</td></tr>
<tr><td colspan="2">교육기관명</td><td></td></tr>
<tr><td colspan="2">교육일시</td><td>____년 __월 __일 __요일 __시</td></tr>
<tr><td colspan="2">교육기관 주소</td><td></td></tr>
<tr><td colspan="2">연 락 처</td><td></td></tr>
<tr><td colspan="2">회의내용 및
결정사항</td><td></td></tr>
<tr><td rowspan="2">교육시
준비사항</td><td>교육장소</td><td></td></tr>
<tr><td>교육매체</td><td></td></tr>
<tr><td colspan="2">기 타</td><td></td></tr>
</table>

2. 집단구강보건교육 극 활동을 위한 리허설 요령

집단구강보건교육을 위한 리허설

1. 현장교육 준비완료 후 리허설
   - 사전방문, 교육일 확정, 공문발송, 보고자료완성, 교안완성, 암기

2. 조별로 진행, 일정
   - 해당 조만 수행, 나머지 조는 수업진행
   - 현장교육을 위한 모든 준비를 완료하여 리허설 참여

3. 리허설
   - 강의실, 모든 준비물 준비 완료

4. 리허설 평가
   - 평가용지, 녹음기, 비디오

5. 평가 후 수정
   - 조별로 모여 토의 후 수정, 완성

6. 수정 후 확인
   - 완성된 것을 확인

■ 집단구강보건교육 극 활동을 위한 리허설

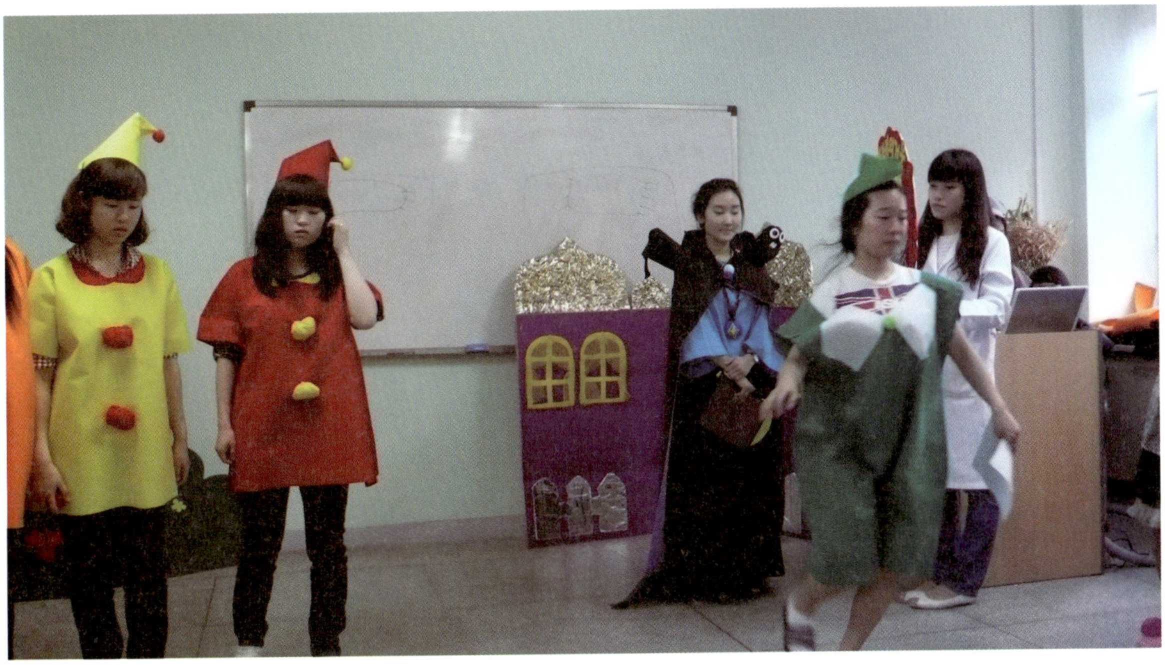

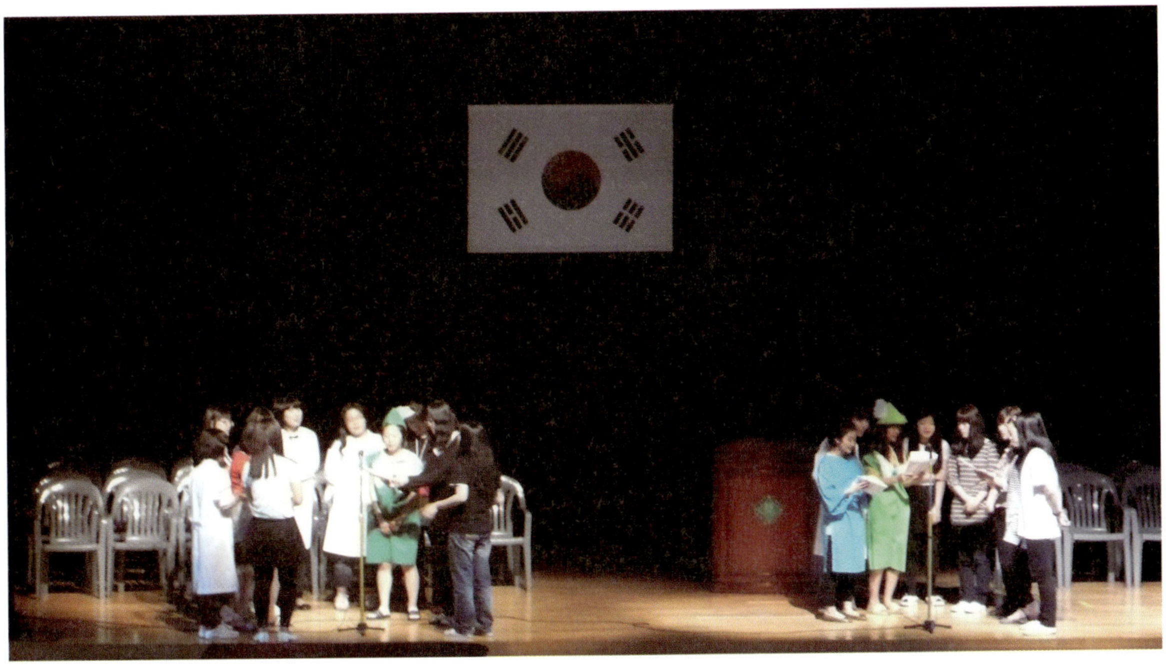

■ 집단구강보건교육 극 활동을 위한 리허설 장면

<table>
<tr><th colspan="3">집단구강보건교육 극 활동을 위한 리허설 장면</th></tr>
<tr><td>일 시</td><td colspan="2"></td></tr>
<tr><td>교육대상</td><td colspan="2"></td></tr>
<tr><td colspan="2">활동사진 1</td><td>활동사진 2</td></tr>
<tr><td colspan="2">활동사진 3</td><td>활동사진 4</td></tr>
</table>

■ 집단구강보건교육 현장실습

집단구강보건교육 현장실습

1. 현장교육을 위한 준비
   - 하루 전 기관 연락 다시 확인
   - 교수매체, 카메라, 평가지(기관용), 평가지(학생용)

2. 현장교육 수행
   - 조별 맡은 역할 수행 점검
   - 1시간 전 도착 준비

3. 기관 담당자와 교육 후 평가

4. 마무리
   - 감사표시, 인사

5. 파일 정리
   - 소감기록, 사진정리 등

■ 집단구강보건교육 현장실습을 위한 항목

집단구강보건교육 현장실습을 위한 항목	
1. 현장 교육을 위한 준비	
2. 현장 교육 수행	
3. 기관담당자와 교육 후 평가	
4. 마무리 감사표시 및 인사	
5. 파일정리 (소감기록 , 사진 정리 등)	

■ 집단구강보건교육 평가

선생님 안녕하십니까?

저는 ○○대학 치위생과에서 교육학을 담당하고 있는 교수입니다.

학교의 바쁜 일정으로 시간 내시기 어려우신 데도 불구하고 우리 학생들에게 현장경험을 할 수 있는 기회를 주신 것 정말 감사드립니다.

건강한 치아와 구강을 유지해야 하는 것은 개인, 가정, 학교와 사회를 위해서 꼭 필요합니다. 이것은 구강건강관리에 대한 생활습관이 잘 형성되어야 유지될 수 있습니다.

따라서 학생들이 구강건강을 잘 관리하여 유지할 수 있도록 동기 부여시키는 것을 중심으로 준비를 했습니다.

부족하고 어색한 부분이 있더라도 배우는 과정에 있는 학생이라고 생각해 주시고 깊은 관심과 이해와 많은 조언을 바랍니다.

아래의 평가 항목에 해당되는 사항을 체크 또는 평가내용을 작성하시어 봉투를 밀봉하셔서 학생 편으로 전달해 주시거나, 팩스(○○○-○○○○)로 보내 주시면 고맙겠습니다.

좋은 하루 되십시오.

감사합니다.

○○대학 치위생과
구강보건교육학 담당교수 올림

■ 구강보건교육실습 수업참관 평가표

○○대학 치위생과

일 시	대 상	교육담당 학생
년 월 일 요일		외 명

평 가 기 준	평 가		
	상	중	하
우리 학생들의 사전방문 태도는 어떠했습니까?			
도착시간과 시작시간, 교육을 위한 준비는 어떠했습니까?			
예의바른 대학생이라고 생각하십니까?(인사, 옷차림, 태도, 어른공경)			
수업과정 전체에서 걸쳐 뚜렷이 드러나는 수업목표가 있었습니까?			
수업의 목표에 맞게 수업내용을 선정 · 조직하였습니까?			
교육내용에 관한 충분한 지식을 가지고 있었습니까?			
학생들의 특성에 맞는 교수방법을 활용하였습니까?			
교육자와 학생들 사이에 상호 교감이 이루어졌습니까?			
학생들의 사고를 자극하는 발문을 하였습니까?			
학생들의 정서에 적절히 대응하여 반응을 유도하거나 분위기를 조장하였습니까?			
예기치 않은 상황에 대한 대처는 바람직하였습니까?			
학생들의 학습결과나 반응에 대해 적절히 칭찬하고 오류를 교정하였습니까?			

총 평

평가자 : 선생님 (인)

선생님 연락처 :

학습자 자가 진단평가서

담당교수		교과목명	
학 번		단원명	제4장 구강보건교육실시
이 름			
평가일자	년　월　일		

능력단위 요소	문항	자가진단		
		우수	보통	미흡
집단구강보건교육을 위한 방문보고서 작성하기	집단구강보건교육을 위한 방문 보고서 항목을 열거할 수 있다			
	집단구강보건교육을 위한 교육기관을 섭외 방법을 제시할 수 있다			
집단구강보건교육 극 활동을 위한 리허설 항목 제시하기	극 활동을 위한 리허설 준비 과정을 열거 할 수 있다			
	극 활동을 위한 리허설 과정을 열거 할 수 있다			
집단구강보건교육 현장실습 준비하기	집단구강보건교육 현장실습 과정을 열거 할 수 있다			
	현장교육을 위한 준비항목을 열거 할 수 있다			
	기관담당자와 교육 후 평가 항목을 열거 할 수 있다			
	마무리와 감사표시 및 인사 항목을 열거 할 수 있다			
	소감기록 및 사진정리 과정을 열거 할 수 있다			
	구강보건교육실습 수업 참관 평가표 항목을 열거 할 수 있다			

[진단결과]

능력단위요소	문항 수	합계점수	평균점수
집단구강보건교육을 위한 방문보고서 작성하기			
집단구강보건교육 극 활동을 위한 리허설 항목 제시하기			
집단구강보건교육 현장실습 준비하기			

※ 우수: 3점, 보통:2점, 미흡:1점

찾아보기

INDEX

구강보건교육학실습

2011년 3월 15일 초판 발행
2013년 8월 30일 초판2쇄 발행
2016년 3월 10일 2판 발행
2020년 9월 10일 2판2쇄 발행

지은이 : 권현숙 · 이미옥 · 김지화 · 이성숙 · 김란영 · 김민영
김영석 · 나희자 · 박문숙 · 박의정 · 박인숙 · 오상환
유지수 · 이영수 · 이은경 · 이정화 · 이향님 · 임현주
장경애 · 장종화 · 정미애 · 정진아 · 조미숙 · 최정미
펴낸이 : 이상태
펴낸곳 : 청구문화사
주　소 : (03706) 서울특별시 서대문구 성산로11길 15
전　화 : 02-332-0541(代)　FAX : 02-337-9577
등　록 : 1990년 11월 2일 제9-247호

가격 25,000원

ISBN 978-89-5616-693-3 93510